I0425542

Aceite de CBD de cáñamo

Tratamiento Natural para el Dolor y la Ansiedad

Por Jorge Wolf y Ed Anderson

Copyright 2018 por Jorge Wolf y Ed Anderson **- Todos los derechos reservados.**

Cualquier forma no autorizada de distribución, copia, duplicación, reproducción, o venta (total o parcial) del contenido de esta web, tanto para uso personal como comercial, constituirá una infracción de los derechos de copyright. Todos los derechos reservados.

La información que se provee en este libro es verdadera y consistente, cualquier inconveniente, por uso o abuso de cualquiera de las políticas, procesos o direcciones contenidas aquí es responsabilidad del lector. bajo ninguna circunstancia el escritor o editor aceptaran culpa o responsabilidad legal, ni se harán cargo de reparación de daños o pérdida monetaria, directa o indirecta que resultara de la lectura de este libro.

Los autores respectivos son dueños de todos los derechos no reclamados por el editor.

Las marcas comerciales se usaron sin consentimiento y la publicación de marcas se realizó sin el permiso o apoyo del propietario de la misma. Todas las marcas mencionadas en este libro se usaron con el objetivo de brindar claridad y son propiedad exclusiva de sus propietarios, no afiliados con este documento.

Aviso legal:

Este ebook está protegido por las leyes de copyright. Es solo para uso personal. Prohibido corregir, distribuir, vender o citar total o parcialmente este libro sin expreso permiso de su autor o dueño de los derechos. Se tomarán acciones legales si esto no se cumpliese.

Disclaimer:

La información contenida en este libro es para propósitos educativos y de entretenimiento únicamente. Se han tomado todos los recaudos para proveer información exacta, actualizada y confiable. No se expresan ni se implican garantías de ningún tipo. El lector reconoce que el autor no está tratando de proveer asesoría legal, financiera o profesional.

Este libro no busca ser un sustituto de la asesoría médica. El lector debería consultar un médico con regularidad, en particular si experimenta síntomas que requieran diagnóstico o atención médica.

Contenido

Introducción

Es alarmante notar que cerca de 60% de la población adulta de los Estados Unidos consumen drogas recetadas, y el uso crece exponencialmente año a año. ¿Por qué la gente consume estas drogas? La mayoría de las drogas de prescripción se usan para combatir enfermedades de moderadas a severas, como la diabetes, enfermedades cardiacas, dolores crónicos, obesidad, cáncer, etc. Sin embargo, esta dependencia creciente de drogas y su uso generalizado a problemas serios, como adicción a opioides y abuso de medicamentos de venta libre como paracetamol, ibuprofeno y naproxeno.

Esto ha llevado a mucha gente a buscar un enfoque holístico y natural para tratar enfermedades serias. Las drogas naturales basadas en plantas resultan una opción atractiva en medicina terapéutica para gran parte de la población; se han vuelto la primera línea de ataque. El caso de Charlotte Figi y los sorprendentes beneficios para su epilepsia ha cambiado la imagen del público acerca del aceite de CBD y la marihuana medicinal.

Lamentablemente, la gente tiende a confundir la marihuana con el CBD, cáñamo y marihuana medicinal. A pesar de que todas provienen de la misma planta, cannabis sativa, hay sutiles diferencias entre los componentes. La gente desea entender qué es el CBD, como también desean saber si el aceite de cáñamo de CBD es lo mismo que la marihuana. En la mayoría de los casos, los términos marihuana, cáñamo, cannabis y CBD se usan de forma intercambiable, pero esto puede no ser exacto o dar el sentido correcto a la palabra según el contexto.

La planta de cannabis y sus elementos fibrosos reciben el nombre de cáñamo. El cáñamo se extrae del tallo de la planta de cannabis para producir sogas, tela y otros materiales. Las semillas de cáñamo tienen una serie de beneficios nutricionales y se usan como suplementos para humanos y animales (aunque siempre es conveniente consultar a un médico o veterinario antes de administrarlos). ¿Quieres saber cual es el tema de debate en la industria médica? Ya lo debes haber adivinado. ¡Si, es el aceite de Cannabidiol (también conocido como CBD) y la famosa marihuana medicinal!

Tanto los consumidores como los expertos médicos tienen una mayor conciencia de los grandes beneficios que estos remedios holísticos tienen para ofrecer, empezando por la prevención de ciertas enfermedades así como el alivio del dolor. La popularidad de la marihuana medicinal y el aceite de CBD se ha multiplicado, a medida que aparecen nuevos estudios científicos que validan las opciones que estas terapias alternativas pueden ofrecer tanto a humanos como a animales. Tanto la marihuana medicinal como el CBD han logrado reducir o eliminar enfermedades serias. Pero como la marihuana está asociada al uso recreacional de la droga, existen muchas dudas y mitos aún no disipados. Como mencionamos anteriormente, tanto la marihuana medicinal como el CBD provienen de la misma especie de planta de cannabis y tienen efectos terapéuticos asombrosos. Pero el hecho es que la marihuana y el CBD son inherentemente distintos, con propiedades diferentes.

En este libro discutiremos estos tres términos en detalle: CBD, cáñamo y marihuana medicinal. Los capítulos se concentran en definir estos tres productos, analizar su origen, cómo pueden usarse, lo temas legales y la seguridad, la dosis a consumir, productos cannabis caseros, el uso de CBD para cocinar y los efectos futuros de estos tres componentes. También discutiremos el efecto de estos productos en niños y mascotas.

Capítulo 1: CBD; cáñamo y marihuana medicinal

La gente suele preguntarse qué es el Cannabidiol. ¿Son Cannabidiol y CBD la misma cosa? ¿Por qué hay tanto revuelo con el CBD últimamente? ¿Está relacionado con la medicina o es una moda? Bueno, el Cannabidiol y el CBD son lo mismo: CBD es el acrónimo para Cannabidiol, un compuesto derivado de la planta cannabis que tiene beneficios terapéuticos y medicinales. Los defensores del CBD creen que puede ayudar a tratar una serie de trastornos médicos severos como la psicosis, las convulsiones, la inflamación y el dolor crónico.

Si bien la mayoría de los expertos y consumidores están a favor del Cannabidiol por sus beneficios terapéuticos y medicinales, el gobierno de los Estados Unidos aún no ha concluido sus investigaciones acerca de este componente mágico. Los estudios realizados hasta ahora no fueron concluyentes acerca de los resultados. De todas formas, no se puede obviar por completo el uso de estos productos, ya que hay evidencia de que el uso de CBD tiene ciertos beneficios específicos.

¿Qué son?

Para entender la importancia del Cannabidiol primero debes saber de qué se trata. ¿Qué es el CBD? ¿Y el cáñamo? ¿Qué es la marihuana medicinal? ¿Por qué los necesitamos? ¿Qué tienen de especial?

CBD o Cannabidiol

Como se mencionó antes, el Cannabidiol o CBD se deriva de la planta cannabis sativa. La planta de cannabis tiene una serie de compuestos químicos, los más conocidos son CBD (Cannabidiol) y THC (Tetrahidrocannabinol). El componente THC es psicoactivo, es decir que tiene un efecto intoxicante mientras que el CBD no es psicoactivo. Muchas personas prefieren usar CBD ya que tiene efectos terapéuticos y relajantes, sin intoxicar o drogar al usuario. El componente CBD tiene efectos positivos sobre la persona que lo usa, aunque es uno de los numerosos componentes que se encuentran en la planta cannabis.

El CBD puede usarse en diferentes concentraciones según su contexto de uso: terapia o tratamiento médico. El componente CBD generalmente proviene del cáñamo de la planta cannabis sativa, al igual que la famosa marihuana. Aunque se procesan a partir del mismo componente de la planta, el CBD y la marihuana son completamente diferentes.

Por ejemplo, antiguamente los productores solían cultivar plantas de cáñamo de tal forma que el componente THC fuera mayor ya que lo que eso era lo que los consumidores querían (cuando su uso era recreacional). Más tarde, cuando se comenzó a cultivar cáñamo para producir aceite de CBD, los productores se aseguraron de que el contenido de THC fuera considerablemente bajo con respecto al CBD.

¿Es el aceite de cáñamo de CBD marihuana? ¡No! El CBD no es marihuana, y tampoco lo es el aceite de cáñamo de CBD. Aunque procedan de la misma planta, tienen características y usos completamente diferentes debido al porcentaje de THC y CBD que contienen.

Cáñamo vs. Cáñamo industrial

El cáñamo se ha usado por miles de años y es considerado uno de los cultivos de uso doméstico más antiguos. Existen muchas variedades de la planta cannabis, pero el cáñamo es el tipo no psicoactivo del cannabis, debido a que los componentes químicos y la forma en que es cultivado, es distinta de otras variedades de cannabis (marihuana, marihuana medicinal o CBD). El cáñamo, también conocido como cáñamo industrial, tiene una amplia gama de aplicaciones de tipo industrial, ya que es renovable y versátil. Cuando se lo compara con sus contrapartes, es mucho más compatible con el ser humano y los animales.

El cáñamo se usa principalmente para propósitos comerciales, ya que requiere un mínimo de agua, es fácil de cultivar y no requiere de pesticidas, lo que lo hace amigable al medio ambiente. Y lo mejor es que el cáñamo no contiene THC (Tetrahidrocannabinol), por lo que no puede causar la sensación de estar drogado al consumirse (como su contraparte, la marihuana). A pesar de que el cáñamo tiene una serie de ventajas, la principal el hecho de que no es psicoactivo, cultivarlo en los Estados Unidos es ilegal, según Ley de Sustancias Controladas, donde se la clasifica como droga clase I. Muchas industrias que usan cáñamo como su materia prima impartan esta planta desde otros países, aunque esta ley está cambiando de a poco.

El aceite de CBD puede extraerse tanto del cáñamo industrial como de la marihuana medicinal. El más usado es aquel que se deriva del cáñamo industrial, ya que su porcentaje de THC es 0.3 % o menor. Este aceite de CBD suele denominarse aceite de CBD derivado del cáñamo o aceite rico en CBD. Muchos estados están legalizando la marihuana medicinal, aunque gradualmente y con limitaciones. ¿Por que sucede eso? Comparada con el cáñamo, la marihuana medicinal tiene numerosos beneficios medicinales y el CBD extraído de la marihuana medicinal puede usarse para tratar condiciones específicas con resultados positivos.

Espero haber arrojado claridad sobre la diferencia entre CBD derivado de cannabis (¡principalmente marihuana medicinal!) y el CBD derivado del cáñamo industrial. El CBD derivado de cáñamo industrial es de más fácil acceso para la población, especialmente si vives en estados que no proveen acceso legal a la marihuana medicinal. El porcentaje de THC (menos de 0.3% en derivado de cáñamo y menos de 1% en derivados de la marihuana medicinal) es lo que decide la propiedad del aceite de CBD en la mayoría de los casos.

Marihuana medicinal

Aunque la marihuana recreacional es ilegal en varios estados del país, algunos estados han legalizado su uso para fines medicinales. Pero la Administración de Alimentos y Drogas (FDA, por sus siglas en inglés) aún no la ha aprobado como un medicamento excepto por un caso (derivado de la marihuana medicinal). Lo discutiremos en detalle en los capítulos siguientes. Cuando se cultiva una planta para uso recreacional, el porcentaje de THC se ha incrementado continuamente en los últimos años.

¿Qué sucede cuando el THC entra en tu cuerpo? El componente THC estimula los receptores cannabinoides en el cerebro y se adhiere a ellos. Esta estimulación de los receptores tiene diferentes efectos sobre el cuerpo; los más comunes son aumento del apetito y alivio del dolor. El otro componente químico en la marihuana que posee efectos beneficiosos para la salud es el CBD (Cannabidiol). Cómo mencionados anteriormente, el CBD no tiene produce la misma intoxicación que el THC. El CBD puede usarse de varias formas como bálsamo sanador, la más común siendo el aceite de CBD.

La marihuana medicinal contiene ambos componentes: el THC psicoactivo y el CBD no activo y está clasificada como droga clase I. El consumo de marihuana medicinal puede tener un efecto intoxicador, lo que trae complicaciones legales para su uso. ¿Para que se usa la marihuana medicinal? En el tratamiento de trastornos severos y problemas médicos serios. La diferencia entre la marihuana recreacional y la medicinal es que la primera se usa para diversión mientras que la segunda se usa para tratar desórdenes y trastornos severos.

La diferencia entre los tres

Lo que es importante que entiendas es que el CBD no necesariamente tiene que provenir de la marihuana, ya que existen muchos productos en el mercado que se derivan de la planta de cannabis en su totalidad. El cáñamo industrial suele tener una concentración menor del componente cannabidiol cuando se lo compara con otras cepas de cannabis; por lo tanto, se requieren grandes cantidades de cáñamo industrial para extraer el componente CBD. La mayoría de los expertos médicos y consumidores regulares creen que el CBD extraído del cáñamo no tiene la misma concentración de cannabidiol que el aceite de cannabis. No puede negarse que el aceite de cáñamo tiene tanto valor medicinal como el aceite de cannabis, pero el problema es el porcentaje de Cannabidiol que poseen ambos. Sin embargo, la dificultad que supone conseguir aceite de cannabis debido a temas legales obliga a muchas personas a elegir el aceite de cáñamo o el aceite de CBD derivado del cáñamo.

También es esencial entender que la marihuana medicinal es la planta de marihuana sin procesar o los extractos básicos de la planta que se usan exclusivamente para tratar síntomas o problemas médicos. Afortunadamente, los cannabinoides en la marihuana permitieron que la FDA apruebe medicamentos en forma de pastilla si la pastilla contiene químicos cannabinoides. Más investigaciones se están llevando adelante, ya que hay discusiones vigentes con respecto a la importancia de la marihuana medicinal para usos terapéuticos y medicinales. Las sustancias químicas en las plantas de cannabis pueden tratar una serie de enfermedades y síntomas (algo que se ha practicado desde la antigüedad).

Comparado con la marihuana medicinal, el aceite de CBD no contiene altas trazas de THC, por lo que se lo considera un componente no psicoactivo, incapaz de afectar la mente de ninguna forma. Esto lo hace inofensivo para los niños y los animales. Las personas sensibles al THC que no quieren pasar por la experiencia de sentirse bajo los efectos de una droga pueden usar el aceite de CBD (derivado de cáñamo o cannabis) con confianza. Es importante, sin embargo, que el porcentaje de THC sea menor al 0.3%.

La marihuana medicinal y el aceite de CBD se usan para tratar exitosamente enfermedades severas y dolores crónicos donde el tratamiento médico convencional (drogas farmacéuticas) no tienen éxito. Las Propiedades curativas de estos productos (tanto aceite de CBD como marihuana medicinal) son diferentes. La marihuana medicinal puede ayudar a manejar los síntomas que se originan en enfermedades autoinmunes, mientras que el aceite de CBD es el indicado para contrarrestar síntomas como el dolor crónico, ansiedad, control del peso, náuseas (causadas por los tratamientos contra el cáncer) y depresión.

El cáñamo proviene de plantas de cannabis que poseen menos de 0.3% de THC. La industria corporativa puso un fin a esta productiva planta, lavando el cerebro de la población para que la voten como una droga no apta para consumo bajo la Ley de Drogas Narcóticas de 1932. ¿Por que sucedio esto? Las industrias textil y petroquímica fueron lo suficientemente listas como para darse cuenta de que permitir la producción a gran escala del cáñamo les traería pérdidas económicas. Esto se debe a que el cáñamo se ha usado por décadas para producir productos como tela, soga, papel, plástico biodegradable, alimentos, combustibles, etc.

Por suerte, los investigadores modernos remarcaron la importancia de estas plantas ya conocidas por las civilizaciones antiguas: la fibra de cáñamo es muy fuerte y duradera. También descubrieron numerosos factores que afectan la fuerza tensil del cáñamo mientras que cada fibra de la planta tiene el comportamiento elástico de un sólido, que es directamente proporcional a la fuerza aplicada.

Esto ha hecho de la fibra del cáñamo industrial un producto útil y viable. Los siguientes productos pueden manufacturarse a partir de la fibra del cáñamo:

- Lana
- Cuerdas
- Papel
- Lona
- Arpillera
- Hilo
- Esponjas artificiales
- Cable

- Lienzos
- Tela para ropa
- Soga

Los beneficios no terminan aquí; las semillas y raíces del cáñamo pueden usarse para producir aceite de gran valor nutricional para el consumo humano y para uso medicinal. También es posible producir barnices, jabones y pintura a partir de las semillas y raíces del cáñamo.

Por lo tanto, no puede negarse que la planta en su totalidad tiene mucho que ofrecer al mundo, en sus varias formas. Nuevas consideraciones de parte del gobierno y los legisladores puede ayudar a las generaciones futuras a obtener los beneficios de esta planta mágica de una forma o de otra, ya sea en forma de papel, ropa, suplementos o medicamentos.

¿Qué es la marihuana?

La marihuana, la hierba preferida de los fumadores, es una droga muy conocida a nivel global y que sigue siendo ilegal en muchas partes del mundo. Esta sustancia controlada clase I es una droga psicoactiva alteradora del ánimo que afecta tanto la mente como otros órganos del cuerpo, ¡tanto positiva como negativamente! La marihuana deriva de la misma planta de cannabis que nos brinda el CBD y el cáñamo. Esta hierba se ha usado durante miles de años con distintas aplicaciones:

- Aceite de semillas
- Fibra de cáñamo

- Drogas medicinales
- Drogas recreativas
- Semillas como suplemento de salud

La marihuana se deriva de los tallos, flores secas, semillas y hojas de la planta Cannabis Sativa. El efecto intoxicante que la gente disfruta de la marihuana proviene de la sustancia química psicoactiva conocida como THC o tetrahidrocannabinol delta 9. ¿De donde proviene esta sustancia? Se encuentra en la resina producida por los pimpollos y hojas de la planta hembra de cannabis. La planta contiene más de 500 componentes químicos de los cuales cerca de 100 están relacionados químicamente con el THC. Este cannabinoide THC actúa sobre los cannabinoides presentes en el cerebro, es decir, las células cerebrales receptoras específicas. Algunos estudios mustran que el THC tiene efectos analgesicos leves a moderados que puede usarse para tratar el dolor. El neurotransmisor liberado por la columna vertebral es alterado por el componente THC que ofrece alivio para el dolor.

Esto incrementa el apetito y brinda un estado de relajación al usuario. El THC también altera los sentidos de la vista, olfato y oído. El THC puede reducir la agresividad en algunos usuarios y también causar fatiga. Algunos estudios han demostrado los beneficios del THC para tratar la náusea y los vómitos, sobre todo en personas que están recibiendo quimioterapia u otro tratamiento serio donde la náusea y el vómito son el principal efecto secundario. Las cualidades antibióticas del THC ayudan a los pacientes superar estos síntomas.

De los otros 113 cannabinoides presentes en la marihuana, THC es el agente psicoactivo más efectivo identificado hasta ahora. Puedes consumir marihuana a través de cigarrillos, inhalando como vapor, como aplicaciones tópicas, o en preparaciones como tés, barras de chocolate o brownies. El THC se absorbe cuando el producto es ingerido en forma de alimento; la acción demora 2 horas y los efectos son más prolongados. Cuando fumas marihuana, en cambio, tu cuerpo absorbe el THC rápidamente y llega a tu cerebro en minutos.

Tu cuerpo produce cannabinoides para mantener los órganos saludables y funcionando. Estos cannabinoides naturales sirven como los neurotransmisores responsables de enviar mensajes químicos entre las neuronas y a través de tu sistema nervioso. El THC y otros cannabinoides presentes en el cannabis son similares a los cannabinoides naturales. Los neurotransmisores naturales se encargan del funcionamiento normal del cerebro, que incluye pensamientos, percepción del tiempo, coordinacion, memoria, placer, movilidad y percepción sensorial. Los receptores del cerebro que responden a los cannabinoides naturales responden de manera similar al THC alterando el funcionamiento cerebral normal.

¿Qué parte del cerebro se ve afectado por el THC?

Hipocampo y corteza orbitofrontal
Son las áreas del cerebro que controlan la atención, la concentración y la creación de recuerdos.

Ganglios basales y cerebelo

Son las áreas responsables de la motricidad, coordinación y el tiempo de respuesta. El THC altera estas áreas, afectando la postura, el equilibrio y el tiempo de reacción de una persona, por lo que naturalmente no es seguro ni recomendable que la persona que ha consumido esta sustancia realice ninguna actividad física compleja (conducir, operar maquinaria pesada, hacer deporte, etc)

Receptores cannabinoides que liberan dopamina (neurotransmisor del placer)

El THC estimula estos receptores aumentando la liberación de dopamina; es por eso que experimentas la misma sensación que cuando consumes cocaína, nicotina, heroína y anfetaminas. La droga naloxona revierte esta acción en pacientes que usan opioides.

La mayoría de las personas que usan marihuana experimentan una sensación de relajación, sensación de exaltación y vértigo intoxicante. También genera cambios extraños sobre las habilidades sensoriales, que pueden variar de persona a persona; los colores parecen más brillantes, la música más vibrante, las emociones más profundas, etc.

Diferencia entre marihuana y marihuana medicinal

Las diferencias básicas son:

- La marihuana regular se usa como droga recreacional, para lograr un efecto de relajación

- La marihuana medicinal es una forma de cannabis más concentrada que se usa solo por motivos médicos para tratar enfermedades serias.

Ambas tienen el componente THC que altera la mente y te intoxica al consumirlo. La marihuana se ha convertido en un término común para referirse a toda forma de la planta cannabis. Los términos que se manejan a nivel coloquial sólo se refieren a las flores de la planta que contienen numerosos cannabinoides, incluido el THC, que tienen efectos físicos y mentales cuando se fuman o ingieren.

¿Como sabrás si estás consumiendo marihuana? Si la marihuana producida a partir de la planta cannabis tiene más del 0.3% de THC, eso lo convierte en un componente psicoactivo. hay cepas de cannabis que tienen hasta 20% de THC... ¿Sorprendidos? Bien, la concentración de THC depende mayormente de la forma en que va a consumirse. Por ejemplo, si va a ser consumida como marihuana, tendrá entre 1 y 5%; si va a consumirse como hashish, entonces la concentración será de entre 5 y 10% y para aceite de hashish, 20%.

Volviendo a la marihuana medicinal, ésta es producida y usada solo en el tratamiento de problemas médicos como espasticidad muscular, náuseas, dolor crónico, insomnio, anorexia, etc. La producción de marihuana medicinal aún no está sujeta a los procedimientos estandarizados del gobierno, por lo que los ingredientes y su potencia aún son desconocidos o poco claros.

Entre los trastornos que pueden tratarse con marihuana medicinal, se incluyen:

- Alzheimer
- Problemas respiratorios
- Asma
- Trastornos gastrointestinal disorders (sindrome de colon irritable, enfermedad de Crohn, etc.)
- Glaucoma
- Migraña y dolores de cabeza crónicos severos
- Dolor agudo cronico
- Sindrome de Tourette
- SIDA
- Artritis
- Cáncer y efectos secundarios de la quimioterapia
- Epilepsia
- Hepatitis C
- Esclerosis múltiple
- Trastornos psicológicos (autismo, trastorno bipolar, desórdenes alimenticios, estrés postraumático y depresión)
- Enfermedades terminales

Dependiendo de cómo se administre la marihuana medicinal, el efecto del tratamiento puede variar. Aun con el estigma social, la gente puede identificar la línea que divide la marihuana medicinal de la recreacional. Un mayor porcentaje de la población de los Estados Unidos está comenzando a mostrar su apoyo al uso de la marihuana medicinal y su enfoque de tratamiento holístico.

Capitulo Dos: Legalidades

La marihuana medicinal es legal solo en 29 estados de los Estados Unidos mientras que el aceite de CBD es legal en casi todos los estados. A pesar de que la marihuana medicinal es legal en estados específicos, existe una lista de complicaciones y confusiones. La marihuana medicinal requiere una prescripción médica, pero es difícil conseguir un doctor que receten marihuana medicinal. ¿Por que sucede esto? Porque los médicos pueden prescribir marihuana medicinal solo si sufres enfermedades o problemas específicos. La lista de enfermedades varía de estado a estado. Por ejemplo, solo los médicos con licencia tienen la autoridad para prescribir marihuana medicinal en el estado de Florida para enfermedades como el Parkinson o la epilepsia, pero no pueden recetarse para enfermedades mentales. En el caso del aceite de CBD, no necesitas de una prescripción médica ya que la FDA lo clasifica como un suplemento dietario.

Se deben conducir estudios clínicos en cientos de miles de

sujetos humanos para establecer los riesgos y beneficios de una medicación específica. La FDA es muy clara al respecto; ya que no se han realizado suficientes ensayos clínicos a gran escala que demuestren los beneficios del cannabis o de la planta de marihuana, se la considera un riesgo para el paciente. Para contrarrestar este riesgo en los pacientes, los científicos deberán llevar a cabo más ensayos clínicos con humanos para probar sus beneficios médicos.

¿Es el CBD legal?

Estados Unidos

La demanda de CBD ha aumentado exponencialmente debido a su habilidad de tratar numerosos problemas de salud crónicos de forma natural. Muchos estados como Kentucky, California y Colorado han aceptado el CBD derivado de cáñamo. Esto demuestra que las cosas están mejorando, aunque el status legal del CBD es bastante confuso aún. Los Diferentes estados tienen leyes diferentes, a nivel federal y estatal. Esta confusión disuade a mucha gente de usar CBD, ya que dudan de su legalidad.

Si bien es cierto que el CBD es legal en los cincuenta estados de los Estados Unidos, en ciertas situaciones puede tornarse ilegal; esto depende de varios factores determinados por el estado respectivo. El factor determinante crucial determina la legalidad del CBD es cómo es producido; es decir, si proviene de la marihuana o del cáñamo. A pesar de que tanto el cáñamo como la marihuana se derivan de la misma clase de planta, lo que se toma en cuenta para determinar su legalidad es el porcentaje de THC que produce cada planta.

El cáñamo puede contener un porcentaje igual o menor a 0.3 de THC mientras que la marihuana puede llegar a contener 30%; esto significa que mientras la marihuana te intoxica, es completamente imposible que el cáñamo produzca los mismos efectos con un nivel tan bajo de THC. El cáñamo es legal, ya que no tiene efectos psicoactivos y el CBD derivado de cáñamo es también completamente legal y se encuentra disponible en industrias y tiendas en todo el país. No sucede lo mismo con la marihuana, por lo que la fuente del CBD (la materia prima) es un factor determinante.

La posesión, compra o venta de CBD derivado de cáñamo es completamente legal en los cincuenta estados. No confundamos entonces los términos marihuana y CBD. Volviendo a los productos de CBD derivado de marihuana, lamentablemente estos son legales en algunos lugares e ilegales en muchos otros. ¿Por qué pasa eso? Porque se cree que los productos derivados de la marihuana son ricos en THC. En algunos estados, por lo tanto, el CBD derivado de la marihuana es legal aunque la mayoría de los estados tiene su propia manera de determinar su legalidad.

Aunque existe mucha confusión y falta de certezas entre los usuarios, hay varios estados en los que ambos tiposde CBD son completamente legales. Este enfoque positivo puede llevar a que dentro de poco veamos un cambio de política a nivel nacional en cuanto a aceptar el CBD como legal.

A partir del otoño de 2018, los siguientes estados proveen soporte legal a los ciudadanos que deseen consumir cannabis, lo que incluye tanto cáñamo como marihuana con propósitos tanto médicos como recreacionales:

- Alaska
- Colorado
- Massachusetts
- Oregon
- California
- Maine
- Nevada
- Washington

Incluyendo los ocho estados mencionados antes, hay alrededor de 46 estados en el país donde el CBD puede ser usado legalmente con prescripción médica. De esos 46 estados, alrededor de 17 tienen leyes específicas que estipulan los trastornos y enfermedades que pueden tratarse con CBD y los niveles de THC que puede contener. Estos datos son de octubre de 2018, y las leyes varían de estado a estado.

Estos 17 estados son:

- Alabama
- Georgia
- Iowa
- Mississippi
- Carolina del Norte
- Carolina del Sur
- Texas
- Virginia
- Wyoming
- Florida
- Indiana
- Kentucky
- Missouri

- Oklahoma
- Tennessee
- Utah
- Wisconsin

En los 29 estados restantes el uso de CBD es completamente legal para uso medicinal, independientemente de su fuente (marihuana o cáñamo)

- Alaska
- Arkansas
- Colorado
- Delaware
- Hawaii
- Maine
- Massachusetts
- Minnesota
- Nevada
- New Jersey
- New York
- Ohio
- Pennsylvania
- Vermont
- West Virginia
- Arizona
- California
- Connecticut
- Florida
- Illinois
- Maryland
- Michigan
- Montana
- New Hampshire
- New Mexico

- North Dakota
- Oregon
- Rhode Island
- Washington

El uso de CBD está permitido en los territorios de Puerto Rico y Guam, pero hay cuatro estados más donde el CBD derivado de la marihuana es ilegal. Estos son:

- Idaho
- Nebraska
- Kansas
- Dakota del Sur

El año 2018 trajo cambios positivos para los productos derivados del cannabis, ya que la FDA aprobó una medicina hecha a partir de Cannabidiol el 25 de junio de 2018. Esta droga en particular puede usarse para tratar formas poco frecuentes y severas de epilepsia. El Dr. Scott Gottlieb, de la FDA, emitió una declaración en la que declara que esto no implica una aprobación de la marihuana y que si alguien quiere usar un producto proveniente de la planta cannabis primero debe demostrar que funciona y es inofensivo. Epidiolex es la nueva droga que contiene CBD en su fórmula, pero no THC, aunque es un derivado del cannabis.

Como obtener productos de CBD en el Reino Unido

Se pueden adquirir aceite y productos de CBD de numerosas formas: en dispensarios, en tiendas, de herbalistas naturales, a través de internet o cooperativas. Como mencionamos anteriormente, los productos de CBD pueden producirse a partir de cáñamo o marihuana. Cual necesitas y de qué forma prefieren consumirlo, es tu decisión. Por ejemplo, el aceite de CBD se encuentra disponible de diferentes formas como vaporizadores, comestibles, tinturas y parches transdermicos.

Reino Unido

No lograrás conseguir aceite de cannabis legalmente ya que la ley especifica que la posesión, uso y suministro es ilegal de cannabis es ilegal, aunque sí reconoce al CBD como una medicina. Por lo tanto, el uso medicinal de aceite de CBD es legal en el Reino Unido. También es aceptable el uso de aceite de CBD como suplemento dietario, aunque esto solo es legal si se utilizan productos derivados de la planta de cáñamo (Cannabis sativa L).

Según la Directiva de Suplementos Dietarios 2002/46/EC, se considera un suplemento dietario "alimentos que suplementen una dieta normal y que son fuentes concentradas de nutrientes u otras sustancias que posean efecto físico o nutricional."

La Agencia Reguladora de Productos Medicinales y de la Salud (MHRA, por sus siglas en inglés) no prohíbe el CBD; según un comunicado realizado por esta agencia "los productos que contienen cannabidiol (CBD) usados para fines médicos constituyen una medicina. *Los productos medicinales deben tener una licencia (autorización del mercado) antes de poder venderse, administrare y publicitarse legalmente en el Reino Unido.*"

Si los productos se anuncian como una medicina y especifican que solo deben usarse con fines médicos, son clasificados como productos medicinales por default. Estos productos no requieren una autorización de mercado. Pero en el caso del CBD, la MHRA ha especificado que si el producto se usa como una medicina, requiere una autorización, algo que no aplica si los productos derivados de CBD se usan como suplementos dietarios (siempre que no se publicite como una medicina). Los suplementos dietarios basados en CBD son legales en el RU mientras que los productos que sostengan ofrecer beneficios médicos deberán tener una licencia de producto.

Como obtener productos de CBD en el Reino Unido

El aceite de CBD se vende en Holland & Barrett; puedes comprar 'Jacob Hooy CBD + Oil' en una botella de 10 ml por aproximadamente 19 libras esterlinas. Para obtener mas detalles visita https://www.cbdoilsuk.com/

Legalidad del cáñamo y productos derivados del cáñamo

Estados Unidos

Aunque la planta de cáñamo tiene una larga historia de cultivo y uso, el cultivo de cáñamo para comercializar se encuentra prohibido bajo la ley federal. Afortunadamente, puedes volver a plantar cáñamo nuevamente en suelo americano luego de la Ley de Agricultura de 2014 (Farm Bill), pero con una condición. La Ley de Agricultura fue sancionada por el entonces presidente Barack Obama y se reglamentó en febrero de 2014.

Según la sección 7606 del estatuto, Legitimidad de la Investigación del Cáñamo Industrial, este cultivo puede desarrollarse para programas piloto y con fines investigativos por los departamentos de agricultura estatales e instituciones de educación superior. El cultivo de cáñamo finalmente se legalizó. Cerca de 30 estados han sancionado leyes a propósito del cáñamo industrial luego de que la Farm Bill de 2014 se implementara y cerca de 16 estados de esos 30 han aprobado el cultivo de esta planta para producción comercial. Los granjeros que cultiven cáñamo tendrán los derechos establecidos en la Farm Bill, pero cuando lo ves a nivel federal, el cultivo de cáñamo para fines comerciales auj está prohibido.

Aunque se encuentra prohibido a nivel país el cultivo de cáñamo para fines comerciales, los productos derivados de la planta de cáñamo son completamente legales en los cincuenta estados de los Estados Unidos. Los productos que pueden ser comprados legalmente son productos de cuidado corporal, papel, materiales de construcción, suplementos y telas. Los legisladores que escribieron la Ley de Sustancias Controladas excluyeron:

- Los tallos maduros del cáñamo
- Semillas esterilizadas
- Torta o aceite hecho de hierba.

Por lo tanto, no podrás comprar esos productos o producirlos tu mismo en forma legal.

Los siguientes 14 estados han legalizado el cultivo de cáñamo aunque la regulación de las ventas y lo que sucede con el cáñamo una vez plantado depende de cada estado

- California
- Indiana
- Massachusetts
- Dakota del Norte
- Colorado
- Kentucky
- Missouri
- Oregon
- Tennessee
- Carolina del Sur
- Virginia
- Virginia Occidental
- Carolina del Norte
- Vermont

Alrededor de 13 estados están introduciendo programas para el cultivo del cáñamo industrial y en siete estados ya se han establecido estos programas. Los estados mencionados aquí han legalizado el uso de marihuana recreacional mientras que algunos otros estados han legalizado tanto el cultivo de cáñamo como de marihuana con ciertas restricciones legales. Otros 14 estados han comenzado a desarrollar políticas de regulación y legalización de las semillas de cáñamo.

¿Por qué hay tanta confusión en cuanto a la cultivación de cáñamo en el país? Cuando manipulas ciertas palabras o frases específicas en el Acta Federal de Sustancia Controladas, el procesamiento, manufactura y distribución de la planta de cáñamo en los Estados Unidos es legal. Sin embargo, ¡cultivar plantas de cáñamo en el país es ilegal! ¿Como podemos aclarar esto? Cuando observamos el ciclo de vida de la planta de cannabis, las versiones masculina y femenina de la planta producen compuestos fundamentalmente distintos. Más precisamente, la versión masculina de la planta cannabis es el cáñamo mientras que la versión femenina es la marihuana. Para lograr drogarte, tendrás que fumar las flores de la planta hembra; es decir, el componente THC está activamente presente ahí. Por otro lado, la planta cannabis macho, es decir el cáñamo, no produce flores, por lo que no hay componente THC. Esto hace que el cáñamo y sus derivados sean legales.

Donde comprar

Puedes comprar productos derivados de cáñamo en dispensarios y tiendas (tanto virtuales como físicas). Compañías como Hemp Worx producen los derivados del cáñamo más potentes y poderosos del mercado. Puedes comprar aceite de CBD puro aquí o en Potluck LLC. Algo más a tener en cuenta es que el CBD que adquieras proviene de fuentes importadas ya quees ilegal cultivar cáñamo para fines comerciales en los Estados Unidos. Según regulaciones federales, el cáñamo que se usa para fines comerciales proviene de fuentes internacionales.

El aceite orgánico de CBD de Potluck LLC posee controles de calidad y se encuentra disponible en distintas partes del mundo; el CBD que utilizan aisla cristales. Los productos de CBD que poseen menos de 0.3% de THC son legales y pueden ser comprados y enviados a cualquier punto del país y del mundo como un suplemento dietario. No se requiere recomendación o prescripción médica.

Reino Unido

El contenido máximo de THC en cáñamo que se permite es 0.2% y cualquier producto derivado de cannabis que contenga cantidades mayores de THC será considerado como marihuana en el Reino Unido. Por lo tanto, cualquier aceite de CBD derivado del cáñamo o aceite de cáñamo con un porcentaje mayor a 0.2 de THC será considerado marihuana medicinal y por lo tanto ilegal. De igual modo, se requiere una licencia válida emitida por el Home Office para cultivar cáñamo en el país.

Para conseguirla debes aplicar en el sitio web de Licencia de Drogas del Home Office y completar el formulario. Registrate en el Home Office y envía el formulario MD 29 completo. Deberás brindar lo siguientes detalles junto con tus datos de contacto:

- Mapa de la granja (deberías marcar el punto de cultivo)
- Nombre de campos, números de referencia de campos o referencias en la grilla
- Tipo de semilla, contenido de THC en las semillas, confirmación de aprobación de la semillas por parte de la Unión Europea
- Detalle del número de hectáreas.

El proceso tiene un costo de aproximadamente 580 libras esterlinas para las nuevas licencias y cerca de 326 libras para renovación de licencias. Tus antecedentes deben ser verificados por el Disclosure and Barring Service (DBS) para ser apto de recibir esta licencia. Las Solicitudes son aceptadas y consideradas sólo si se realizan por medios electrónicos, aunque en situaciones específicas puede exigirse que el solicitante se presente físicamente.

Una vez que la licencia es aprobada, debes respetar una serie de condiciones y restricciones, como por ejemplo:

- Restricciones con respecto al lugar de cultivo de las plantas.
- No ubicar el cultivo en zonas sensibles u ocultarlas de la vista (por ejemplo, los cultivos no deberían desarrollarse cerca de una escuela o en áreas de acceso público).
- Si cambias la ubicación o la estación del año que habías informado, el Home Office debe ser notificado.
- Los detalles de los cambios realizados deben ser informados al Home Office junto con tu número de licencia o de referencia de solicitud.
- La policía local debe ser informada acerca del lugar donde cultivas tus plantas.
- Es importante tener la licencia aun antes de comenzar a plantar.
- La licencia que se te ha extendido es valida solo por una temporada. Si quieres volver a plantar al año siguiente, debes renovar tu licencia.

Como mencionamos anteriormente, la marihuana no puede comprarse legalmente en el Reino Unido, pero este no es el caso del cáñamo. El aceite de cáñamo puede comprarse legalmente en cualquier punto del país. Sin embargo, la variedad y cantidad de compañías y productos derivados de cáñamo que están surgiendo en la actualidad, es recomendable investigar antes de comprar. Asegurate de hacer negocios con una compañía que tenga una buena reputación. Puedes conseguir buen aceite de cáñamo y derivados en las siguientes compañías:

- Cibdex, spray de CBD de fuerza extra
- Tasty Hemp Oil, vaporizadores de CBD
- Herbal Renewals , High CBD Hemp oil

¿Qué sucede con la marihuana medicinal? ¿Es legal?

A partir del 1ro de enero de 2017, puedes fumar marihuana medicinal legalmente en 29 estados y esto pronto será posible para ciudadanos de 9 estados más sin necesidad de una prescripción médica. Es emocionante ver el apoyo por parte de la población que está logrando la marihuana medicinal. Una encuesta reciente mostró que la mayoría de los Republicanos apoyaban esta nueva medida y que cerca de 64% de los ciudadanos estadounidenses entrevistados estaban a favor de su legalización.

Si retrocedemos a hace una década, recordaremos el momento en que los votantes de California aprobaron la Proposición 215 en 1996, convirtiendo a California en el primer estado en aprobar el uso de marihuana para fines médicos. Desde que se aprobó esa ley, hemos visto como 30 estados más, Puerto Rico, el distrito de Columbia y Guam también aprobaron leyes similares. En enero del año pasado, la legislatura de Vermont aprobó la legislación de legalización del uso adulto y el gobernador la convirtió en ley al firmar el acta. Esta medida no establece ninguna medida regulatoria para la producción o venta de la hierba.

Hoy, Guam, el Distrito de Columbia, Puerto Rico y 31 estados más permiten el uso de marihuana medicinal y participan en los programas de cannabis. Con la restricción de alto Cannabidiol y bajo Tetrahidrocannabinol, 15 estados más permiten el uso de marihuana medicinal en situaciones específicas. Pero estos programas no pueden ser considerados programas integrales que legalice el uso de marihuana medicinal.

Los siguientes 29 estados (más el Distrito de Columbia) permiten el uso de marihuana medicinal:

- Alaska
- Arkansas
- Colorado
- Delaware
- Florida
- Illinois
- Maryland
- Arizona
- California
- Connecticut
- Hawaii
- Maine
- Michigan
- Montana
- New Hampshire
- Massachusetts
- Minnesota
- Nevada
- New Jersey
- New York
- Ohio
- Pennsylvania
- Vermont

- Nuevo México
- Dakota del Norte
- Oregon
- Rhode Island
- Virginia Occidental
- Washington

Los siguientes estados permiten el uso restringido de marihuana medicinal:

- Alabama
- Iowa
- Louisiana
- Missouri
- Oklahoma
- Utah
- Wisconsin
- Georgia
- Kentucky
- Mississippi
- Carolina del Norte
- Carolina del Sur
- Virginia
- Wyoming

Los médicos recomiendan el uso de marihuana medicinal para pacientes que sufren enfermedades crónicas. Estos pacientes no son punibles de procesamiento penal ya que los protegen las leyes de uso de marihuana medicinal en ciertos estados. Aunque estas leyes son claras en muchos estados y en el Distrito de Columbia, ningún ciudadano está exento de acatar la política de prohibición de drogas que imponen las leyes federales. Las leyes que atañen al uso de la marihuana medicinal varían significativamente en su implementación y espectro, lo que incluye a los dispensarios también. Hay algunos estados que permiten el uso de marihuana medicinal para los pacientes terminales.

Para obtener marihuana medicinal, se requiere lo siguiente:

- Recomendación escrita de una médico con licencia vigente en los estados que declaran que la marihuana es legal (la mayoría de los médicos se resisten a recomendar el uso de marihuana medicinal para sus pacientes)
- Podrás usar marihuana medicinal solo si tu cuerpo tiene un trastorno de salud que requiere su uso (cada estado tiene sus condiciones para calificar para el uso de marihuana medicinal)
- Se requiere una tarjeta o credencial válida de marihuana medicinal (dependiendo del estado en que residas)
- La marihuana medicinal puede adquirirse en dispensarios si tienes la credencial válida.

La FDA ha aprobado dos medicamentos hechos a base de cannabinoides:

- Nabilone (Cesamet) – se usa para tratar las náuseas y vómitos producto de la quimioterapia
- Dronabinol (Marinol) – también para tratar las náuseas causadas por la quimioterapia

La FDA también dio su aprobación a otra droga de nombre Syndros en julio de 2017. Esta droga es una forma líquida Dronabinol.

¿Dónde comprar?

Encontraras los detalles de los dispensarios que venden marihuana medicinal en el siguiente enlace (en inglés): https://www.statista.com/statistics/754751/medical-marijuana-dispensaries-number-by-state/

Reino Unido

Según las leyes de Gales e Inglaterra, el cannabis no tiene ningún valor terapéutico y cualquier ciudadano que posea o distribuya cualquier forma de la planta será acusado de una ofensa grave. Sativex es el único producto basado en cannabis que puede distribuirse y prescribirse legalmente en el país, en circunstancias limitadas.

Sativex fue aprobada y aceptada por el Home Office en 2006 con la siguientes restricciones:

- Los médicos pueden prescribir la droga en forma privada y bajo su propio riesgo
- Solo determinados pacientes con una prescripción válida pueden adquirirla
- Los farmacéuticos pueden venderla en dispensarios a pacientes con prescripciones

Más tarde, en junio de 2010, se autorizó el uso de Sativex como un tratamiento adicional para pacientes que sufrieran de espasticidad debido a padecer esclerosis múltiple. Esto fue aprobado formalmente por la MHRA, permitiendo a los médicos prescribir esta medicina para otras patologías, asumiendo los riesgos.

A partir de abril de 2014, la droga Sativex se encuentra separada del cannabis y en lugar de la antigua licencia del Home Office, se clasifica como clase 4(j). Sin embargo, al ser una droga clase B, la posesión de esta droga con intención de exportarla, distribuirla o importarla es un hecho punible. Si la droga se provee a otra persona en lugar de la que puede legalmente poseerla, será considerado distribucion ilicita de drogas. De Igual modo, si cometes falso testimonio o le mientes a otro médico para conseguir una nueva prescripción de la droga, se revoca tu derecho legal a poseer la droga y se presentarán cargos penales.

¿Dónde comprar?

Puedes adquirir marihuana medicinal aprobada online en:

https://medicalmarijuana.co.uk/.

Capítulo Tres: Para uso medicinal

El cáñamo tiene solo un 4% de Cannabidiol (CBD) y no posee flavonoides y terpenos medicinales, por lo que es menos viable su uso con fines médicos. El bajo porcentaje de THC (menos de 0.3%) de la planta también confirma que es un no psicoactivo, por lo que el usuario no experimenta sensación de intoxicación al consumirlo. A pesar de que el cáñamo no tiene el mismo valor medicinal que la marihuana medicinal, tiene un valor nutricional excepcional que puede potenciar tu salud.

La marihuana medicinal, por otro lado, es un tópico que genera opiniones encontradas. Los argumentos y opiniones entre los expertos médicos, legisladores, periodistas, activistas sociales, abogados y departamentos de policía parecen no cesar. La exageración y los debates sensacionalistas en los medios son más que suficiente para que el público se sienta abrumado por el término marihuana medicinal. Lo tristes que hay gente que necesita este componente; aquellos que sufren de enfermedades severas no tienen la oportunidad de pensar y tomar una decisión informada basada en evidencia y hechos reales. Estas personas son quienes más se benefician de la marihuana medicinal.

Otro punto controvertido en relación al dominio médico es el CBD o aceite de Cannabidiol, usado para potenciar la salud y el bienestar. La confusión acerca de qué tan efectivo es para el cuerpo humano y los riesgos potenciales que pueda tener no permiten al público tomar una decisión informada al respecto.

Beneficios medicos

La sugerencia que suele darse es, en lugar de fumar marihuana medicinal, es preferible ingerir el CBD a través de gotas, tinturas, píldoras o como un bálsamo tópico. Esto es así porque fumar marihuana medicinal conlleva el riesgo de adquirir cáncer de pulmón. Pero cuando el CBD es derivado del cáñamo, no hay prácticamente efectos secundarios, ya que no hay THC en el extracto. Es por eso que el aceite de CBD de cáñamo puede usarse como suplemento dietario para muchas enfermedades.

La gente que ha consumido aceite rico en CBD o aceite de CBD derivado del cáñamo pueden confirmar que el producto tiene un efecto positivo sobre el estado de ánimo, el sueño, el manejo del dolor y la homeostasis hormonal. El aceite de CBD de cáñamo es un producto normal, natural y legal, por lo que no necesitas una tarjeta ni credenciales especiales para comprarlo. ¡Y esto es verdaderamente un alivio!

Marihuana medicinal

La marihuana medicinal puede usarse para tratar una serie de trastornos de la salud, que incluyen:

- Perdida de apetito
- Enfermedad de Crohn
- Glaucoma
- Esclerosis multiple
- Nausea
- Caquexia (Sindrome consuntivo)
- Alzheimer
- Cancer
- Anorexia y otros desórdenes alimenticios
- Trastornos mentales incluyendo estres post traumatico y esquizofrenia
- Espasmos multiples
- Dolor crónico y agudo

Los cannabinoides presentes en la marihuana medicinal son similares a los que se encuentran en el cuerpo humano y que son responsables de la motricidad, apetito, memoria, dolor, etc. Estos cannabinoides (CBD y THC) pueden ser útiles para:

- Disminuir la ansiedad
- Aliviar el dolor y los síntomas inflamatorios
- Controlar el vómito y la náusea causados por la quimioterapia en pacientes oncológicos
- Matar las células cancerosas y desacelerar el crecimiento de tumores
- Relajar y aflojar los músculos contraídos en personas que sufren de esclerosis múltiple
- Mejorar la ganancia de peso y estimular el apetito en pacientes que padecen SIDA y cáncer

Consumir marihuana medicinal puede tener los siguientes efectos secundarios:

- Depresion
- Taquicardia
- Baja presion arterial
- Ojos inyectados en sangre
- Mareos
- Alucinaciones

Esta droga también puede afectar la coordinación y el criterio, lo que puede llevar a heridas y accidentes. La marihuana medicinal debe ser administrada con precaución a pacientes en edad adolescente ya que puede afectar sus funciones mentales y habilidades cognitivas, ya que su cerebro aún está en desarrollo.

La mayoría de los trastornos médicos causan incomodidad y dolor, independientemente de la parte del cuerpo u órgano que afecten. Este dolor severo se denomina dolor crónico y puede tener efectos devastadores en tu cuerpo, impidiéndote llevar una vida normal. También puede afectar tu estado anímico, emocional y tu movilidad. ¿Qué causa el dolor crónico? La mayoría de los pacientes que sufren dolor crónico y agudo en los Estados Unidos manifiestan padecer:

- Dolor de espalda
- Neuropatías (daño nervioso)
- Artritis
- Migraña cronica

El uso de drogas convencionales como la oxicodona y la morfina puede ser efectivo pero, lamentablemente, estas drogas tienen riesgos asociados como la dependencia o adicción. Esto puede resultar fatal para tu salud, sobre todo si se administran dosis inapropiadas. Afortunadamente, la marihuana medicinal ofrece los mismos beneficios paliativos, con un riesgo menor de abuso de sustancias y los riesgos asociados para tu salud.

¿Cómo reduce el dolor la marihuana? Las propiedades analgesicas de la marihuana medicinal provienen de sus ingredientes activos conocidos como cannabinoides, que tienen un efecto positivo sobre el cerebro. La marihuana tiene diferentes cannabinoides, pero el tetrahidrocannabinol 9 delta o THC puede activar los receptores de cannabinoides en el cuerpo humano. Estos receptores se encuentran en el cerebro y en otros órganos del cuerpo.

Se debe proceder con cuidado al administrar marihuana medicinal a individuos que sufren trastornos emocionales como depresión, insomnio crónico, ansiedad y estrés post traumático. Estos trastornos hacen que quien los sufre experimenta cambios de humor, baja performance en el trabajo, relaciones tensas (tanto profesionales como personales), pensamientos autodestructivos o suicidas, etc. Si se sobredosifica la marihuana, esto puede tener efectos que pueden resultar beneficiosos para el usuario como no. A pesar de que la marihuana medicinal ofrece una alternativa efectiva para muchos pacientes con trastornos emocionales, necesita usarse junto con drogas psiquiátricas convencionales y con precaución. No debe entenderse que las drogas y la marihuana medicinal son mutuamente excluyentes. En muchos casos, el éxito se dio cuando se ofreció un tratamiento combinado.

Cañamo

El cáñamo, la hierba más vieja usada por las civilizaciones antiguas tiene una serie de beneficios nutricionales para el cuerpo humano. Las semillas de cáñamo, también conocidas como corazón de cáñamo, son ricas en proteínas, grasas saludables y minerales. La semilla de cáñamo se considera técnicamente un fruto seco. ¿Como puedes consumir las semillas? Debes remover la cáscara dura que la recubre para llegar al interior, que es suave y cremoso. Las semillas tienen un sabor similar a la nuez, que las hace muy útiles para agregar a la mezcla de tortas o galletas, comida, ensaladas o batidos. Las semillas tienen una serie de beneficios:

Excelente valor nutricional

Estas semillas contienen omega-3, también conocido como ácidos grasos esenciales(ácido linoleico y alfalinoleico), que es una parte del 30% de grasas saludables que contienen. El ácido gammalinoleico en las semillas de cáñamo potencia el crecimiento y funcionamiento de nervios, órganos, células y músculos en todo el cuerpo. Aparte de su 25% de proteínas, las semillas también proveen nutrientes que incluyen fósforo, magnesio, calcio, zinc, vitamina E, potasio, y hierro.

Son buenas para el corazón

Incluyendo el aminoácido arginina, las semillas de cáñamo contienen gran cantidad de compuestos que son saludables para el corazón. El precursor del óxido nítrico en el cuerpo, L arginina ayuda a mantener una presión arterial óptima al incrementar el flujo sanguíneo. El óxido nítrico garantiza que tu sangre fluya con mayor libertad, ya que tus vasos sanguíneos se dilatan correctamente gracias a las células musculares lisas presentes en ellos. Cuando tu cuerpo no tiene el suficiente óxido nítrico, corres riesgo de padecer una enfermedad coronaria. La propiedad antiinflamatoria del ácido gammalinoleico en el cáñamo favorece tu salud coronaria. Los Estudios muestran que las semillas de cáñamo potencian la recuperación luego de un ataque cardiaco, reducen la presión arterial y disminuyen el riesgo de formación de coágulos.

Son buenas para la piel

Al ser fuente de ácidos grasos manteniendo la mejor proporción omega-6 a omega-3, las semillas de cáñamo ayudan a eliminar o aliviar problemas dermatológicos como talones resquebrajados, eczema y parches de piel seca o engrosada. Los estudios también sugieren que el aceite de semillas de cáñamo puede mejorar los síntomas de dermatitis atópica.

Proveen proteina vegetal

El cáñamo es una fuente saludable de proteína con todos los aminoácidos requeridos. Esta excelente fuente de proteína vegetal equivale a la cantidad de proteína que se encuentra en fuentes de origen animal. Tres cucharadas de semillas se cañamo proveen 11 gramos de proteínas, con los aminoácidos cisteína, lisina, y metionina. Las otras dos principales proteínas presentes en el cáñamo son la edestina y la albúmina, encontradas también en la clara de huevo y en la soja. El contenido de edestina en el cáñamo es considerado el más alto de entre todos los vegetales. La proteína en el cáñamo es también fácil de digerir ya que no contiene los inhibidores de tripsina y oligosacáridos que habitualmente afectan la absorción de proteínas.

Ayuda a manejar los síntomas de la menopausia y el síndrome premenstrual

La prolactina es la hormona responsable de los síntomas físicos y emocionales del síndrome premenstrual. Los efectos de esta hormona pueden reducirse gracias al ácido gamma linoleico presente en las semillas de cáñamo que produce la prostaglandina E1. Esto también puede reducir los síntomas de la menopausia.

Son buenas para la salud digestiva

Las semillas de cáñamo son extremadamente buenas para la salud digestiva ya que contienen tanto fibra soluble como insoluble. La fibra soluble ayuda a ralentizar la digestión al disolverse hasta tomar una consistencia similar al gel. Esta propiedad aumenta la sensación de saciedad por más tiempo; es por esto que se recomienda la ingesta de fibra para el descenso de peso. La fibra insoluble en las semillas no se disuelve, pero ayuda a mover el alimento a través del tracto digestivo para lograr una expresión saludable y cómoda. La fibra es esencial para tu cuerpo ya que cumple diversas funciones en el corazón, piel y aparato digestivo.

La semilla de cáñamo entera contiene una gran cantidad de contenido de fibra mientras que los corazones de cáñamo (semillas sin cáscara) contienen menor cantidad de fibra, si se las compara con la versión integral de la semilla.

Cannabidiol o CBD

Como mencionamos anteriormente, todos los cannabinoides incluidos el CBD y THC se adhiere a receptores específicos en el cuerpo para generar un efecto. El cuerpo humano es capaz de producir ciertos cannabinoides por sí mismo, y los dos receptores para los cannabinoides se conocen como receptores CB1 y CB2.

La mayor parte de los receptores CB1 se encuentran en el cerebro, y son responsables de una serie de funciones básicas como:

- Recuerdos
- Procesamiento del pensamiento
- Movilidad y coordinación
- Emociones
- Dolor
- Estado de animo
- Apetito

El cannabinoide THC se adhiere a los receptores CB1; la mayoría de estos receptores se encuentran en el cerebro, la reacción entre el THC y los receptores CB1 te dan sensación de intoxicación cuando consumes cannabis con una alta concentración de THC. Por otro lado, los receptores CB2 se encuentran principalmente en el sistema inmune y son responsables del dolor y la inflamación. Inicialmente se pensaba que el CBD reaccionaba con estos receptores, aunque no actúa directamente sobre el receptor. Aparentemente, el CBD influencia al cuerpo a usar más de sus cannabinoides. Así actúa este cannabinoide sobre el cuerpo, lo que tiene una serie de beneficios potenciales:

Propiedades antiinflamatorias

El uso de drogas farmacéuticas recetadas para aliviar el dolor y disminuir la rigidez causada por el dolor crónico es el tratamiento común seguido por la mayoría de la población. Sin embargo, las personas que usan aceite de CBD para alivio del dolor sienten que esta forma natural de sanar supera a las drogas químicas tradicionales. Muchos investigadores han comunicado su opinión acerca del uso de CBD como nuevo método de tratamiento para el dolor crónico debido a sus propiedades antiinflamatorias.

Síntomas de abstinencia

Algunos estudios confirman que usar CBD puede ayudar a las personas a dejar de fumar por completo. El journal científico Addictive Behaviors publicó un estudio piloto que concluyó que los fumadores que habían usado inhaladores con contenido de CBD fuman menos cigarrillos y su necesidad de nicotina se reducía notablemente. Para algunas personas, la necesidad de fumar se redujo a cero. Otro estudio mencionado en Neurotherapeutics confirmó que el CBD funcionaba como una sustancia potencial para personas que abusaban de los opioides. El CBD podría controlar ciertos trastornos causados por los opioides como el insomnio, la ansiedad, el dolor y los cambios bruscos de humor. Aunque estos son hallazgos tempranos, los expertos sugieren que el CBD podría ayudar a superar los síntomas de la abstinencia.

Epilepsia y trastornos psiquiátricos

El Journal Epilepsia publicó una reseña donde se mencionaba que el CBD podría reducir el riesgo de sufrir efectos secundarios en pacientes epilépticos, ya que tiene propiedades anticonvulsivas. Otros estudios sugieren que los efectos del CBD sobre los trastornos neurológicos puede ayudar a tratar trastornos psiquiátricos, daño neuronal, y neurodegeneración asociada a la epilepsia. El journal Current Pharmaceutical Design publico un estudio que indicaba que el CBD tiene efectos similares a drogas antipsicóticas específicas que funciona en pacientes con esquizofrenia y es completamente inofensiva.

Combate el cancer

Se cree que el CBD funciona como un agente anticancerígeno, aunque aún se está estudiando. El British Journal of Clinical Pharmacology publicó una reseña que menciona como el CBD puede bloquear la metástasis de células cancerígenas. También promueve la muerte de las células cancerígenas y suprime su crecimiento. Los investigadores también revelaron que los bajos niveles de toxicidad del CBD pueden ser útiles para el tratamiento del cáncer; se están realizando estudios junto a los tratamientos convencionales para verificar los efectos sinérgicos.

Trastorno de ansiedad

Las personas con problemas de ansiedad severos deberían

evitar la marihuana, ya que el THC puede intensificar o desencadenar la ansiedad y la paranoia. Sin embargo, un estudio publicado en el journal Neurotherapeutics sugiere otra cosa: según indica, el CBD puede ser de ayuda para personas con trastornos específicos de ansiedad, al reducir la tensión y la ansiedad. Segun los investigadores, se han desarrollado estudios que han demostrado que el CBD puede reducir la ansiedad en los siguientes trastornos:

- Trastorno de panico
- TOC (trastorno obsesivo compulsivo)
- Estres post traumatico
- Trastorno de ansiedad social
- Trastorno de ansiedad general

La reseña también indica que las drogas convencionales actuales para tratar estos trastornos pueden tener efectos secundarios y síntomas adicionales que pueden llevar a que la gente deje de tomar la medicación, básicamente para evitar sufrir estos efectos no deseados. Afortunadamente, el CBD no reporta efectos adversos, lo que motiva a los investigadores a seguir investigando este cannabinoide como fuente potencial de tratamientos.

Diabetes (Tipo 1)

La inflamación resultado del ataque del sistema inmune a las células pancreáticas lleva a la diabetes tipo 1. El journal Clinical Hemorheology and Microcirculation publicó una investigación realizada recientemente. Según este estudio, se concluyó que el CBD podría aliviar la inflamación en este órgano, lo que podría llevar a un tratamiento para la diabetes tipo 1 basado en el uso de CBD.

Trata el acne

El acné es causado por inflamación y sobrecarga de las glándulas sebáceas. El Journal of Clinical Investigation publicó un estudio reciente que muestra los efectos del CBD en el descenso de la producción sebácea que es la causa del acné. Ya que el CBD tiene propiedades antiinflamatorias, puede considerarse como un futuro tratamiento para el acné vulgaris (la forma más común de acné.)

Alzheimer

El Journal of Alzheimer's Disease público estudios que mencionan el uso de CBD para la prevención del desarrollo del defecto de reconocimiento social en individuos. Esto significó la posibilidad de prevenir la pérdida de la habilidad de identificar rostros de gente conocida cuando un paciente se encuentra en el estadio temprano de Alzheimer. esta evidencia inicial prueba que el CBD tiene suficiente potencial para prevenir los síntomas de la enfermedad.

¿Qué tan seguros son para los niños y las mascotas?

Marihuana medicinal para mascotas

Aunque hay varios estudios específicos que prueban la efectividad del CBD para tratar humanos, no hay muchas investigaciones disponibles que prueben su uso en animales (especialmente perros y gatos). Lo peor es que los veterinarios no tienen permitido prescribir cannabis medicinal para mascotas. Sin embargo, esto no impide que los dueños de mascotas busquen conseguir CBD para tratarlos, ya que creen en sus posibilidades terapéuticas y van a hacer lo que sea necesario para ayudar a sus mascotas enfermas. Se cree que la cannabis medicinal puede ayudar a los perros y gatos de la misma forma que a los humanos.

El gurú veterinario, el difunto Dr. Robert Kramer, fue el primer veterinario en defender el uso de marihuana medicinal con alto contenido de CBD para mascotas. En una de sus entrevistas, él mencionó su escepticismo inicial cuando la dueña de uno de sus pacientes lo sugirió para tratar a su perro que no respondía a ninguna otra medicación. Cuando vio los resultados positivos, sin embargo, decidió administrar a su perra que había sido diagnosticada cáncer terminal. El veterinario mencionó que su perra mejoró inmediatamente después de la primera dosis. Al verla volver a la vida, decidió continuar tratándola con marihuana medicinal para darle una mejor calidad de vida y abandonó su idea inicial de sacrificarla. Los perros tienen receptores cannabinoides similares a los de los humanos, por lo que se cree que la marihuana medicinal puede ayudar a tratar o curar algunas de las enfermedades que atacan a estos animales, así como lo logra con las enfermedades humanas. El director del hospital del Downing Center for Animal Pain Management en Windsor y veterinario, el Dr. Robin Downing, dice que la marihuana medicinal es, en teoría, buena para las mascotas.

Marihuana medicinal para niños

Luego de que el show Weed se televisara en 2013, la marihuana medicinal se volvió popular como una potencial opción de tratamiento para tratar enfermedades serias. Luego de la ley de la marihuana medicinal, muchas personas más comenzaron a usar la hierba para tratar muchos trastornos, incluyendo los síntomas del Alzheimer, esclerosis múltiple y lesiones cerebrales. Como se mencionó en el capítulo anterior, usar marihuana medicinal trae una serie de complicaciones; la investigación para verificar los usos medicinales de la marihuana está limitada dentro de los Estados Unidos, ya que las leyes federales siguen sosteniendo la prohibición de la marihuana medicinal.

El número de complicaciones parece incrementarse para los padres que están pensando en tratar a sus hijos con marihuana medicinal. La discusión acerca de la efectividad, seguridad, interacciones, objetivos del tratamiento y, lo más importante de todo, los deseos del niño, aún continúa. Hay un hecho innegable y es que, para el gobierno federal de los Estados Unidos, estás intentando tratar a tu niño con una droga prohibida, sin ningún valor medicinal y con una alta potencialidad de volverse adictiva. Las complicaciones son aún mayores en esos casos, ya que necesitas sopesar las consideraciones sociales, financieras y legales.

Sin embargo, gran cantidad de estudios internacionales sobre la marihuana medicinal muestran resultados prometedores en la reducción de convulsiones y, afortunadamente, la droga Epidiolex (producida a base de CBD derivado de marihuana) se reconoció como legal en junio de 2018. Esta medicación puede tratar casos raros y severos de epilepsia y puede ser utilizada sin problemas, ya que la aprobó la FDA. La tarea del padre responsable es verificar la proporción entre las concentraciones de CBD y THC, el metodo de extraccion usado, la calidad de la cepa y del aceite vehicular usado. Consulta a más personas, verificalo con el médico de tu niño y encuentra más evidencia entre la literatura antes de administrarlo a un menor.

La marihuana medicinal está teniendo un efecto sobre la industria de la salud, por lo que no serás el primer padre que consideres esta medicina natural. Busca un médico progresista si tu médico actual no apoya tu decisión. Pero ten en claro cual es tu decision, prepara un objetivo para el tratamiento, y piensa con detenimiento cuales son los pasos a seguir, ya que es natural sentirse ansioso y dejar que las cosas se descontrolen, especialmente si estás pensando en quitar a tu niño el tratamiento con drogas farmacológicas convencionales. Piensa en los efectos de la abstinencia también. Comienza despacio, planifica la dosificación, escribe un plan de valoración y no pierdas tu enfoque.

Cáñamo para mascotas

El CBD derivado de cáñamo no es psicoactivo, por lo que no drogaras a tu mascota y no hay prácticamente efectos secundarios derivados de su uso. El CBD funciona en la reducción de la ansiedad y el estrés. Si tu perro o gato sufre de ansiedad de separación o se asusta con los ruidos fuertes, como fuegos artificiales, tormentas eléctricas, etc, puedes administrarles CBD derivado del cáñamo.

Cerca del 5% de los perros sufren de convulsiones epilépticas, y muchos de ellos son tratados con drogas como bromuro de potasio y fenobarbital. Aunque estas drogas ayudan a controlar las convulsiones, son muy peligrosos para el hígado y otros órganos vitales del animal. A menudo, la droga no funciona. En esos casos, el CBD puede usarse, ya que funciona tanto en perros como humanos que no responden a otros tratamientos. También se cree que funciona bien para tratar la epilepsia resistente a las drogas. La mayor parte de los aceites de CBD preparados para mascotas son derivados del cáñamo, por lo que contienen trazas de THC cercanas a cero que los hacen seguros para las mascotas.

Cáñamo para niños

Es importante que los niños consuman semillas de cáñamo, de la misma forma que es importante que consuman semillas de zapallo, chía, girasol o lino. Puedes encontrar el equilibrio perfecto de Omega-6, ácidos grasos GLA/SDA y Omega-3 en el cañamo organico, junto a 20 aminoácidos. El cáñamo es libre de gluten, por lo que es apto para niños con sensibilidad al gluten. También es una gran fuente de hierro, que ayuda al crecimiento y desarrollo de los niños. Comer semillas de cáñamo en forma regular puede ayudar a los niños que sufren deficiencias de hierro.

El aceite de cáñamo enriquecido con CBD funciona para manejar los síntomas de la epilepsia en niños, especialmente luego del conocido caso de Charlotte Figi, quien luchó contra el síndrome de Dravet por años. Su caso apareció en el programa Weed, que mencionó las dificultades que enfrentaba la niña de 5 años. Padecía cerca de 300 convulsiones por semana, y tenía dificultades para hablar, alimentarse por sí misma y caminar. La niña experimentó un cambio en su condición médica cuando su madre decidió contactar a los hermanos Stanley, que estaban cultivando una cepa de cannabis con alto contenido de CBD y bajo THC. Comenzó a tomar una dosis regular de ese aceite dos veces al dia y comenzó a mostrar mejoría. Comenzó a caminar, alimentarse, hablar y montar en bicicleta. Su condición médica mejoró y también mejoró su calidad de vida. Matt Figi, su padre, comentó en una entrevista: "Lo que pienso ahora es ¿porque tuvimos que ser nosotros los que salimos a buscar esto?"

CBD para mascotas

Es importante elegir el producto y la marca adecuada entre todos los productos ricos en CBD para mascotas que existen, especialmente para perros y gatos. Hubo muchos casos de productos que no respetaban las leyes de licencia de drogas establecidas por la FDA. Sin embargo, existen productos de muy buena calidad también. Los datos preclínicos sugieren que el CBD puede ser un tratamiento efectivo para una amplia gama de trastornos médicos en animales. El CBD se administró en gatos con glaucoma para realizar un estudio en 1984, y se encontró que el Cannabidiol puede reducir la presión intraocular sin causar toxicidad en los gatos. De forma similar, muchos estudios confirman los efectos antiepilépticos del CBD en perros, ratones, gatos y ratas. Administrar productos derivados de CBD a perros y gatos puede ser benéfico para ayudar a los animales que sufren de forma segura y natural.

CBD para niños

El CBD ha sido muy beneficioso para los niños, como se ha demostrado en varias ocasiones. Es extremadamente efectivo para tratar la epilepsia intratable y en muchos casos ha eliminado las convulsiones en niños severamente afectados. Aunque hay varios estados que no están totalmente a favor de la completa legalización de la marihuana medicinal, es posible que acepten sancionar leyes que apliquen solo a la legalización del CBD para permitir a los niños tener acceso a la medicina que alivia las formas de epilepsia resistentes al tratamiento, como el síndrome de Dravet, que afecta niños pequeños (3 meses a un año). Florida, Missouri, Texas, Idaho y algunos otros están a favor de aceptar esas leyes, pero la crítica por la inclusión de THC (aun en formas leves) es aún un tema de debate.

La Organización Mundial de la Salud (OMS) ha investigado el CBD sin encontrar riesgos severos para la salud en el uso de este cannabinoide, como se hizo oficial en diciembre de 2017, luego del caso de Charlotte Figi. Esto prueba que el Cannabidiol no tiene efectos dañinos sobre los niños y puede por lo tanto administrarse en dosis controladas. La pregunta es, ¿debería ser administrado a los niños solo en caso de enfermedad o puede usarse como un suplemento dietario? El CBD puede usarse para fomentar un estilo de vida saludable, no solo para el tratamiento de enfermedades. Funciona bien para normalizar patrones de sueño en niños que sufren de trastornos de deficit de atencion o hiperactividad.

La razón por la que la mayoría de los padres prefieren el uso de CBD es que al ser un tratamiento natural no tiene efectos secundarios dañinos, comparado a las drogas convencionales que tratan las convulsiones o el deficit de atencion. Los cambios de comportamiento, somnolencia, y fatiga son los efectos secundarios de las drogas farmacologicas para las convulsiones, mientras que las medicaciones para el déficit de atención causan náuseas, nerviosismo, ansiedad, vómitos, disrupción del sueño y agitación. Para manejar esos efectos secundarios, los niños deben recibir pastilla adicionales, lo que no es bueno para la mente ni para el cuerpo.

Una instantánea de los beneficios médicos

Los beneficios más comunes que experimentan perros y gatos al consumir CBD son:

- Anticonvulsivo
- Alivio del estres
- Reduce el dolor cronico
- Antiinflamatorio
- Promueve la homeostasis
- Anticancerigeno
- Antiemetico

En cuanto a los niños, el CBD puede ser muy benéfico cuando se lo administra en forma de aceite para aliviar los síntomas negativos. Se requieren más estudios para verificar el tipo de efecto que puede tener en alguien que ha recibido el aceite desde una edad temprana. El otro problema serio es que los niños a quienes el CBD les brinde alivio deberán vivir en un estado donde el CBD sea legal. ¡Y los padres deben poder costearlo también!

Con más cantidad de productos en el mercado, es necesario para los padres hacer una investigación exhaustiva del aceite de CBD: los ingredientes activos que contiene, el método de extracción seguido de un análisis de laboratorio, dosis a utilizar, etc. La mayoría de los padres recurren al CBD como la ultima opcion cuando sus hijos no responden a otras drogas que se les ha administrado. La Dra. Bonni Goldstein sostiene que ella ha visto considerable mejora en la condición médica de sus pacientes luego de comenzar el tratamiento con CBD. La mayoría de sus pacientes que iniciaron una terapia con CBD mostraron entre 70 y 75% de efectividad.

Muchos padres ven al CD como una medicina milagrosa que permite a sus niños tener una mejor calidad de vida sin necesidad de visitas regulares al médico, hospitalizaciones, medicinas dañinas y una vida confinados al interior de su casa. Elegir la opción natural para tratar a tus hijos es una buena medida, pero también debes tener en cuenta la seguridad. El Dr. Leslie Iversen, de la Universidad de Oxford, deja en claro que el cannabis puede usarse por periodos extendidos de tiempo sin efectos secundarios serios. Es una droga intrínsecamente segura, mucho más que la aspirina.

Capítulo Cuatro: Usos y dosificación

Hoy en día, el CBD se encuentra disponible en muchas formas diseñadas para la conveniencia del usuario. El extracto de CBD puede vertirse en forma de gotas en la pata del animal, que luego lame su propia pata, puede frotarse dentro de sus orejas o sobre la piel o administrarse en forma de gotas orales. También existen cápsulas de cáñamo, ungüentos para aplicación tópica, galletas de cáñamo y cápsulas de gel. Lo mismo sucede con los seres humanos; el CBD puede consumirse de diferentes formas, como aceite, tinturas, vaporizadores, bálsamos tópicos, inhalados, comestibles, etc.

Pero el problema es, ¿cuanto puede administrarse a mi mascota? O, ¿que tan seguro es usarlos en niños? ¿Debería saber algo más acerca del producto antes de usarlo para el insomnio? ¿Existe un nivel específico de administración que deba seguir? Trataremos de responder estas preguntas a lo largo de este capítulo.

¿Como usarlo?

CBD para animales

Muchos veterinarios sugieren actuar con precaución con respecto al uso de cáñamo en mascotas, ya que ha habido muy pocos estudios acerca de los efectos del cannabis en las mascotas. La razón por la que esto sucede es porque la mayoría de los productos basados en cáñamo disponibles para mascotas se ofrecen como suplementos y no como drogas medicinales. Estos productos no son sometidos a los mismos procesos de evaluación que se siguen para las drogas y medicamentos. Es más, no existe regulación acerca de los niveles de dosificación, los datos de uso y la composición de estos suplementos de cáñamo. Algunos de ellos contienen niveles muy desiguales de los ingredientes activos. La FDA ha emitido advertencias a las compañías que comercializan estos productos; se cuestionaron sus prácticas de mercadeo y las etiquetas utilizadas (para su uso en tratamiento, mitigación o prevención de enfermedades en animales) sin haber previamente buscado la aprobación de la FDA.

No existe una dosis standard, ya que depende de la situación y la condición médica. Para encontrar la dosis y la frecuencia de administración correctas, deberás experimentar con el producto. Muchos veterinarios sugieren comenzar con pequeñas dosis y luego aumentarlas. Uno a cinco miligramos cada diez libras (4.5kg) de peso es la dosis inicial sugerida. Siempre comienza con la menor cantidad sugerida; luego de media hora podrás notar un cambio en el animal. Si no notas ningún cambio luego de una hora, aumenta ligeramente la dosis.

Algunas veces puede llevarte más de un tratamiento el ver mejoría en la condición del perro o gato. Si estás administrando el CBD para alivio o control del dolor, administra la dosis cada 8 hs aproximadamente. Si lo administras para modificar un comportamiento no deseado, puedes administrarlo una o dos veces al dia. Puedes seguir este patrón para tratar la ansiedad o problemas de alimentación. No olvides que cada estado tiene sus propias regulaciones con respecto al porcentaje de CBD para ingestión animal. Puedes corroborarlo con el Departamento de Agricultura del respectivo estado para obtener detalles más específicos. La mayoría de los productos de CBD derivado del cáñamo son legales en el país, siempre y cuando el contenido de THC sea menor al 0.3%, por lo que los productos están disponibles online.

Si estás buscando CBD derivado de marihuana medicinal, recuerda que el contenido de THC estará entre el 5 y 30%. En esos casos, tendrás que vivir en un estado que ofrezca una credencial para la compra de marihuana medicinal. En ese caso, averiguar la dosis correcta dependerá enteramente de ti. Ruth Hogan, una herbalista canina, sugiere comenzar con una gota de aceite de CBD cada 4.5 kgs al día. Luego puedes aumentar la dosis gradualmente, pero esta dosis no está regulada ni aprobada por la FDA, por lo que, si decides hacerlo, asumes tu mismo el riesgo.

Para humanos

Productos de CBD

La forma más común de administrar CBD a humanos es en

forma de tintura, o gotas sublinguales. La dosis genérica que suele seguirse es:

- 2.5 a 15 mg de CBD diarios, en forma oral, para mantener la salud en general

- 2.5 a 20 mg de CBD diarios en forma oral para tratar dolores crónicos y agudos

- 40 to 160 mg de CBD diarios en forma oral para el tratamiento de insomnio y trastornos del sueño

El Cannabidiol ayuda a reducir el daño causado por el estrés, combate el dolor, levanta el ánimo y calma la ansiedad. Pero, ¿como saber cual es la dosis correcta para ti? Esta es la pregunta del millon de dolares, pero lamentablemente, la dosis correcta varia de persona a persona. Por ejemplo, una persona que padece epilepsia necesita una dosis alta de suplementos de CBD mientras que una persona que desea relajarse necesitará una dosis menor.

Cuando determines la dosis adecuada, sigue los puntos detallados abajo:

Comienza con la dosis más baja

Si estás usando CBD por primera vez, es mejor comenzar con la dosis más baja posible. Cada persona reacciona de manera diferente a los diferentes suplementos; en caso de que estés usando un producto nuevo (si ya usabas CBD pero cambias de marca o producto), necesitarás averiguar cómo responde tu cuerpo el Cannabidiol antes de aumentar la dosis o usar la dosis previa. Elixine es un CBD de baja dosificación, y es ideal para comenzar con bajas dosis y aumentarla según se requiera. Puedes comenzar con la serie Elixinol 300, ya que te permite comenzar con la dosis más baja.

El tamaño del cuerpo importa

Las personas con mayor masa corporal necesitarán una dosis de CBD más alta que aquellas personas mas pequeñas. Dependiendo de tus necesidades personales, puedes aumentar unos miligramos por vez cuando administres CBD.

Consulta a tu medico

Siempre es buena idea consultar a tu médico si ya estas en tratamiento para una enfermedad en particular antes de tomar CBD. Tu médico podrá darte lineamientos más claros de la dosis que pueda beneficiarte y las formas de consumir CBD. ¿Por que es necesario? No es recomendable que las drogas farmacológicas reaccionen con el CBD y esto empeore tu problema o te traiga efectos adversos. Es mejor verificarlo con tu médico si tienes problemas médicos o ya estas tomando medicamentos.

La Clínica Mayo sugiere la siguiente dosificación basado en opiniones expertas, investigación científica, uso tradicional y publicaciones. Es difícil determinar la duración exacta del tratamiento y las dosis de CBD ya que depende principalmente de la enfermedad y la condición actual.

- 2.5 miligramos de THC con o sin 1 miligramo de CBD vía

oral por 42 días para potenciar el apetito en pacientes con cáncer.

- 2.5 a 20 miligramos de CBD por 25 días para tratar dolores crónicos agudos.

- 200 a 300 miligramos de CBD diariamente, vía oral para tratar convulsiones y epilepsia

- 10 miligramos por kilo de CBD por 42 días para tratar los problemas de movilidad y coordinación asociados al mal de Huntington

- 40 a 160 miligramos de CBD vía oral para tratar los trastornos del sueño

- Extractos de planta de Cannabis que contenga 2.5 a 120 miligramos de una combinación de THC-CBD en forma oral, todos los días por dos a quince días para tratar los síntomas de la esclerosis múltiple. Se puede usar un spray oral que contiene 2.5 miloigramis de CBD y 2.7 miligramos de THC en dosis de 2.5 a 120 miligramos por 56 días. Los pacientes suelen usar ocho sprays cada tres horas, con un máximo de 48 sprays en un periodo de 24 hs.

- 40 a 1280 miligramos de CBD por vía oral diariamente para el tratamiento de la esquizofrenia

- Una dosis de CBD de 20 a 40 miligramos sublingual para el tratamiento del glaucoma. No te excedas de los 40 miligramos ya que puede incrementar la presión ocular.

El laboratorio CannLabs (el mejor laboratorio de testeo de productos de cannabis a nivel nacional) informa al público que ninguna dosis de CBD se considera letal. Sin embargo, es importante para los consumidores leer los prospectos y composición de ingredientes cuidadosamente para asegurarse de que tienen el producto correcto. Los prospectos generalmente indican detalles de la dosis y siempre puedes comunicarte con tu médico si tienes dudas o preguntas.

En la mayoría de los casos el CBD se ingiere en forma oral en forma de tinturas, gotas o en formato concentrado. Aplica una gota del aceite bajo la lengua y mantenlo ahí hasta que se absorba en la boca antes de tragarlo. Esto es fundamental, ya que parte del CBD que consumas será degradado por el sistema digestivo. Aparte del aceite, también puedes consumir CBD en forma oral como comestibles (barras de chocolate, galletas, etc) y cápsulas. Mucha gente disfruta inhalar el CBd en vaporizadores o inhaladores ya que esto provee una absorción instantánea. También se pueden usar aplicaciones tópicas (a través de la piel) en forma de cremas, lociones, parches y bálsamos. Aunque hay muchos metodos de administracion para consumir CBD, depende de ti elegir el que mejor te funcione. Recuerda, ¡cada persona es diferente!

Aceite de cáñamo

El aceite de cáñamo se usa como suplemento dietario debido a que es fuente de nutrientes y minerales. Puedes obtener cerca de 20 gramos de Omega-3 y 60 gramos de Omega-6 por cada 100 gramos de aceite de cáñamo. La dosis óptima recomendada de aceite de cáñamo es 16.7 gramos al día, el equivalente a una cucharada. Por lo tanto, consumir una cucharada de aceite de cáñamo en forma regular le dará a tu cuerpo los nutrientes que necesita. No arriesgues tu salud incrementando la dosificación; es decir, no tomes dos o tres cucharadas, estrictamente una. esta es una dosis segura que puedes tomar en forma regular para optimizar tu estado de salud y obtener los beneficios que aportan los aceites esenciales presentes en el cáñamo. Puedes continuar con esta dosis hasta que te sientas mejor. También es recomendable hacerse análisis de sangre y verificar con tu medico, por si requieres una dosis mayor o menor.

Marihuana medicinal

Comparado con los otros dos componentes, determinar la dosis adecuada de marihuana medicinal es relativamente vago, ya que se requieren más estudios para finalizar el régimen de dosis según la condición médica específica de la persona. Independientemente de cómo lo administres (ingiriendo aceite comestible o inhalando mediante vaporizadores), la guia básica es comenzar con dosis bajas y aumentar lentamente.

Los pacientes deben comenzar siempre con la dosis más baja posible (sin importar cuál es su problema médico) y dejar de usarla si se experimentan efectos adversos. Al usar un inhalador o al fumar, es importante para los pacientes hace una pausa de varios minutos entre cada inhalación para evaluar el efecto. En cuanto a los aceites comestibles, los pacientes deberían esperar al menos una hora para que haga efecto. Nunca tomes una segunda dosis si aún no han transcurrido cuatro horas de la primera.

Según las encuestas, la dosis promedio de marihuana medicinal, cuando se la fuma o vaporiza, es de uno a tres gramos al día. Un estudio reciente realizado en Canadá demostró que 25 miligramos de cannabis (de tipo farmacéutico) con un porcentaje de THC de 9.4 tuvo éxito en la reducción de la intensidad del dolor, en la regularización de patrones de sueño y se toleraba bien al ser fumada en una inhalación tres veces al día por cinco días consecutivos.

Existen varios métodos de ingestión de marihuana medicinal; los mas comunes son:

Aceites comestibles

Si el paciente no tiene experiencia con el aceite de cannabis comestible, debería empezar su terapia con una dosis menor a 0.5 ml. Algo importante a tener en cuenta es que el tiempo de respuesta es mucho más lento cuando se toma de forma oral, ya que el aceite se absorbe primero a través del sistema digestivo antes de llegar al torrente sanguíneo. No tomes la siguiente dosis hasta que hayan transcurrido cuatro horas. Los pacientes que usan aceite de cannabis por primera vez deben ser extremadamente cuidadosos.

Vaporización

El método óptimo de ingestión de la flor seca de marihuana es a través de la vaporización. El cannabis se calienta a una temperatura que la vaporice sin quemar los cannabinoides que contiene. Esto elimina los riesgos asociados a fumar. Puedes experimentar el efecto de la marihuana medicinal inhalada a los pocos minutos de ingerida. Haz una pausa entre las inhalaciones para experimentar la dosis por completo. Puedes comprar un vaporizador a través de la tienda online de CanniMed.

El siguiente punto importante a tener en cuenta es, compra el aceite solo si se comparte el valor de equivalencia. Este detalle es útil para que el paciente calcule el número de gramos de marihuana disecada que se han usado para convertir en aceite. Pero esto no puede usarse como guía para determinar la dosis.

El aceite se procesa a través del hígado cuando se lo ingiere; cuando se lo inhala en forma de humo o vapor directo a los pulmones, el efecto es casi inmediato. Siempre comienza lento y avanza también lentamente.

¿Es confiable y seguro?

Una de las formas más poderosas de marihuana medicinal es el aceite de extracto puro. Los pacientes con trastornos neurológicos, epilepsia y cáncer usan este tipo de aceites. El aceite que se extrae para la marihuana medicinal es altamente concentrado, por lo que tiene efectos fuertes sobre el cuerpo y el cerebro. Se debe administrar a niños solo si sufren enfermedades serias como autismo, parálisis cerebral y convulsiones. ¡Y solo se debe administrar una pequeña dosis! Comienza con una pequeña gota, del tamaño de un grano de arroz. Repite la dosis tres o cuatro veces al día en pacientes con trastornos severos. Si la enfermedad se encuentra en un estadio avanzado, entonces se pueden administrar múltiples dosis, que pueden sumar hasta un gramo de aceite por dia. Pero esta dosificación es muy grande y solo puede ser administrada por un médico que siga un enfoque holístico y tenga conocimientos acerca de la administración de cannabis.

Generalmente, la dosis standard de CBD administrado oralmente comienza en 10 mg, aunque también puede ser reducido a una micro dosis de 2.5 a 5 mililitros al día. Puedes adquirir aceite de CBD derivado de marihuana online si el packaging o el sitio web tienen las correspondientes recomendaciones. Hay muchos productos de muchas marcas, por lo que es preferible dirigirse directamente a la compañía para solicitar más información. El CBD no es un psicoactivo, porque tu habilidad cognitiva no se verá afectada. Es preferible comenzar con un producto que contenga una proporción de uno a uno de CBD y THC. Estos cannabinoides funcionan de manera unificada para producir el efecto medicinal deseado. Cuando mezclas los componentes, se cree que pueden aliviar la depresión, ansiedad y estrés y el dolor crónicos. El CBD suaviza los efectos del THC, reduciendo su naturaleza psicoactiva. Cualquier cepa que contenga una proporción de 1 a 1 de THC y CBD tendrá efectos psicoactivos mínimos.

Sin embargo, comenzar con CBE derivado de cáñamo o aceite rico en CBD completamente seguro, ya que no hay THC en el aceite. En esos casos, no te preocupes ya que no te intoxicaras. Mantengo mi afirmación original: comienza con dosis pequeñas y no te apures, especialmente si el aceite que usas se deriva de la marihuana medicinal o tiene trazas de THC.

Lleva un registro de tus mejoras, especialmente antes de usar cannabis medicinal o CBD y durante el tratamiento. Una serie de análisis de sangre pueden ser útiles para:

- Medir en el tiempo tu mejoría

-     Sumar los análisis a las drogas o tratamiento farmacológico

- Resonancias magneticas

- Electrocardiogramas

Sigue verificando los niveles para asegurarte de que no estás siendo afectado por una interacción medicamentosa peligrosa, especialmente si usas cannabis junto a medicinas convencionales

En cuanto a los niños, algunas personas optan por usar cannabis medicinal o pediátrica, ya que creen firmemente que esta hierba puede cambiar o hasta salvar la vida de sus hijos. Aunque no exista suficiente evidencia científica disponible, no puede negar por completo los efectos positivos que la marihuana medicinal y el CBD pueden tener en tus hijos. Habla con tu médico y decide que es lo que consideras lo mejor para la salud de tus hijos.

Pero, la pregunta es ¿cuanto THC puede tolerar el cuerpo de un niño? Lamentablemente, no hay una respuesta definitiva a esta pregunta. Se cree que la dosis estándar para un adulto es de 10 a 25 mg de THC activo, pero cuando tu hijo está atravesando una enfermedad compleja, entonces la dosis puede ser mayor, para poder tolerar el dolor causado por la quimioterapia o terminar con las convulsiones epilépticas constantes. Trabaja en conjunto con el dispensario y el médico, comienza con dosis bajas y revisa la dosis regularmente, ya que son las única maneras de manejar los problemas de dosificación.

¿Cual es la mejor opción?

Como se mencionó anteriormente, el CBD puede procesarse y extraerse de diferentes formas. En los últimos años ha crecido la popularidad del aceite de cannabis rico en CBD especialmente luego del famoso documental de la CNN acerca de Charlotte Figi.

Es posible extraer CBD y volverlo un aceite no intoxicante usando cepas de cannabis ricas en CBD o cáñamo. El aceite puede mezclarse en un batido o agregarse a la comida o consumido como capsulas. Las extracciones líquidas de cannabis, conocidas como tinturas, fueron una de las primeras formas de marihuana medicinal aun antes de que existiera la ley de prohibición en los Estados Unidos. Se las considera las más seguras, ya que son menos concentradas que otros extractos pero hace efecto rápido cuando se la aplica bajo la lengua.

La mejor forma de deshacerse de dolores es usar un tópico impregnado de cannabis. Se ha convertido en algo popular entre los pacientes, ya que deben aplicarse directamente sobre la piel para aliviar heridas o dolores. Estas tinturas de uso tópico tienen una variedad de componentes, aparte del

CBD. Las salvias y bálsamos son de uso tópico, no son intoxicantes y son la primera opción de los pacientes que sufren dolor crónico y buscan experimentar alivio, manteniendo la cabeza coherente.

Otra opción son los comestibles impregnados de marihuana medicinal, ya que no suelen tener un gran contenido de THC. Hay muchas compañías que ofrecen tragos y comestibles con CBD que alivian la ansiedad, el estrés y otros síntomas médicos disponible para satisfacer tu apetito.

Para experimentar alivio inmediato, puedes vaporizar o fuma cepas de CBD que no contengan THC en cantidad. Algunas cepas pueden tener niveles equilibrados de CBD y THC para lograr alivio efectivo con una leve intoxicación.

Estos fueron los mejores productos de 2017:

- CBD for Life Face and Body Wash

- Mary Medicinals Transdermal Patch

- Sacred Biology Deodorant

- Cibaderm Shampoo

- Herb Essntls' Moisturizer

- Kiva's Ginger Dark Chocolate

- CW Hemp's Everyday Advanced Hemp Oil

- Pure Kana Premium CBD drops

- Wildflower CBD + Capsules

Capítulo cinco: Productos caseros

La popularidad creciente de la marihuana medicinal y su legalización en muchos estados han hecho posible que cada veza más personas obtengan los beneficios de los distintos componentes de la planta de cannabis. El acceso al cañamo y la marihuana han aumentado considerablemente en los últimos años, lo que ha llevado a mucha gente a desear elaborar su propio CBD o productos derivados de CBD en casa

El CBD tiene una excelente capacidad para regenerar el daño de la piel. Las lociones, mantecas, aceites y bálsamos preparados a partir de CBD pueden lograr maravillas. Si combinas CBD con aceite de cocina, tienes un remedio para la inflamación aguda.

Aparte del CBD derivado de la marihuana medicinal y del derivado del cáñamo, existe también el aceite de CBD casero. Este aceite se deriva principalmente de cepas ricas en CBD, aunque puede contener trazas de THC, por lo que puede tener un efecto intoxicador, como no, según el porcentaje de THC contenido en las cepas.

Este capítulo se concentrará en los productos caseros hechos a partir de CBD o cepas ricas en CBD.

Aceite casero de CBD

Ingredientes

- 1/2 onza de cañamo organico o cannabis *(se puede comprar de Charlotte's web)*
- 1 taza de aceite de oliva extra virgen, de coco o de almendras *(elige el que sea de mejor calidad para obtener el mayor beneficio de tu cáñamo o cannabis)*

Elementos necesarios

- Sartén u olla grande para sumergir el frasco en 5 a 7.5 cm de agua
- Frasco de vidrio
- Molinillo de cafe
- Toalla de cocina pequeña
- Tela o gasa de queseria

Metodo

Reduce la hierba a polvo

1. Separa las hojas, brotes y tallos de la hierba. Colócala en un molinillo de café y muele el contenido hasta que tengas un polvo fino. Sacude el molinillo y asegurate de que no hayan quedado partes del contenido sin moler.

Mezcla

2. Transfiere el cáñamo o cannabis molidos a un frasco. Vierte una taza de aceite de alta calidad hasta que cubra el polvo. El contenido debe quedar saturado de

aceite. Sacúdelo para asegurarte de que el contenido está bien saturado. *(Puedes agregar más aceite o mas cáñamo dependiendo de la potencia que quieras darle al producto final)*

Hierve el contenido

3. Cierra el frasco con su tapa y asegurate de que el cierre sea hermético, ya que no queremos que gotee durante el hervor.
4. Toma la olla y ubica una toalla de mano en el fondo para prevenir que el frasco raspe el fondo.
5. Agrega agua hasta cubrir aproximadamente 7.5 cm del recipiente. Luego, pon el frasco dentro de la olla.
6. Lleva el agua a 200 grados; justo antes del punto de ebullición del agua. *(Usa un termómetro para medir la temperatura; ajusta el calor de la hornalla según sea necesario)*

Cocinalo a fuego lento

7. Asegurate de que la temperatura se mantenga constante por tres horas.
8. Verifica el nivel del agua, ya que necesitarás reponerla a medida que se vaya evaporando. El nivel de agua debe cubrir el contenido del frasco.
9. Si el agua bajó demasiado, agrega más y ajustar la temperatura. Vuelve a llevar el agua a 200 grados.
10. Sacude el frasco regularmente para asegurarte de que el contenido esté saturado y se este calentando en forma pareja.
11. Ten cuidado al tocar el frasco. Usa un guante para horno o toma el frasco de la tapa.

Enfría el contenido y repite

12. Apaga la hornalla juego de tres horas, dejando el frasco en la olla.
13. Cúbrelo y déjalo enfriar por tres horas más.
14. Repite los pasos 1 a 5 por tres horas.
15. Apaga el fuego y deja enfriar el frasco toda la noche.

Tiempo de colar

16. Toma otro recipiente y cuela el contenido del frasco usando la gasa de quesería.
17. Escurre la tela para filtrar la totalidad del producto.
18. ¡Tu brebaje esta listo!

Puedes repetir los procesos de calentamiento y enfriamiento si la potencia de extracción no es ya suficiente. Continuar el proceso por varios días te permitirá sacar el mayor provecho del cáñamo o cannabis.

Nota: Puedes usar el aceite para frotar tu piel o agregarlo a recetas o aplicarlo de manera sublingual. El CBD es seguro, pero consulta a tu médico acerca de las posibles interacciones medicamentosas.

Aceite de coco impregnado

Ingredientes

- 1 taza de aceite de coco organico prensado por expulsor
- ¼ a ½ onza de cannabis
- 1 taza de agua

Elementos necesarios

- 90 cm de hilo de cocina o un lazo de zapato limpio y sin usar
- Hervidor doble
- Gasa de queseria de 20 x 30 cm

Metodo

Empaquetar la hierba

1. Extender la gasa
2. Ubica el cannabis en el centro, rompiendo los trozos más grandes (si los hubiera). Distribuye la hierba en forma pareja en un área pequeña (el paquete que vas a armar debería entrar en el recipiente superior)
3. Dobla la gasa en ambos extremos para cubrir el cannabis
4. Dobla hacia adentro uno de los extremos y enrollalo
5. Ata firmemente el rollo de hierba con el hilo de cocina.

Aceite infundido

6. Toma un doble hervidor y llena la parte inferior con agua. El agua no debería llegar al recipiente superior del hervidor. Luego, coloca la parte superior del hervidor en posición.

7. Deja que el agua hierva a temperatura media (no des vuelta el rollo)

8. Agrega una taza de aceite de coco al recipiente superior y deja que se derrita.

9. Agrega una taza de agua sobre el aceite derretido de forma que el líquido cubra todo el paquete. *(Por su diferencia de polaridad, el aceite y el agua se separan naturalmente al enfriarse. El CBD y el THC son insolubles en agua, pero son solubles en ciertos aceites. El aceite de coco actúa como aceite transportador, por lo que se infundirá de los cannabinoides y dejara las impurezas en el agua)*

10. Si el aceite de coco no se derritió por completo, no te preocupes, solo continúa calentando la mezcla de agua y aceite hasta que se derrita.

11. Una vez terminado, coloca el paquete de hierbas en el líquido y presiona suavemente con una cuchara.

12. Cúbrelo y déjalo cocinar por 90 minutos; da vuelta el paquete cada media hora y revuelve con suavidad.

13. Verifica que el agua del recipiente inferior mantenga su nivel y que no hierva demasiado. Y no dejes que el vapor se escape del hervidor al remover el recipiente superior.

14. La mezcla de agua y aceite tomará color verde intenso luego de 90 minutos; ahí es cuando debes apagar el fuego.

15. Remueve el paquete de hierbas, ponlo en un bol y escúrrelo con una cuchara para extraer los restos de aceite atrapados en el paquete. Deja enfriar.
16. Agrega estos restos de aceite a la mezcla líquida y déjalo refrigerar.
17. Cuando la mezcla se enfríe, el agua y el aceite se separaran, de forma que verás el aceite verde solidificado arriba y agua con suciedad debajo.
18. Haz algunos agujeros en el aceite, y úsalos para drenar el agua, mientras sostienes el aceite con una mano.
19. Almacena el aceite en un frasco de vidrio; etiquetalo indicando fecha, proporción y cepa. *(Esto puede ayudarte a decidir la proporción y la cepa que funciona bien para ti.)*
20. El aceite de coco infundido esta listo para ser usado.

Cómo hacer una tintura

Ingredientes

- 2 onzas de alcohol de alta graduación (alcohol de 90 grados, Everclear o alcohol de 151 grados son preferibles)
- 1 onza de cannabis molido por cuarto de alcohol (solo usamos 4 gramos aqui)

Elementos necesarios

- Frascos con tapa
- Molinillo de cafe
- Gasa de quesero
- Botellas de cristal oscuro con gotero

Metodo

1. Muele 4 gramos de cannabis en un molinillo de café (puedes usar una procesadora de comida si no tienes un molinillo de cafe)
2. Calienta el horno a 240°F (115°C). Transfiere el cannabis molido a una fuente para horno.
3. Hornea el cannabis por 30 minutos para descarboxilar la.
4. Vierte 2 onzas de alcohol de alta graduación en un frasco y sumerge el cannabis ahí.
5. Mezcla y cierra herméticamente el frasco para asegurarte de que el alcohol no se escapa al evaporarse.
6. Deja esta mezcla en un lugar fresco y oscuro por 3 horas (a mas tiempo, mas potente la mezcla)

7. Revuelve la mezcla una vez más y cuelala a través de la tela de quesero (doblada para que sea más gruesa). Junta el líquido en otro frasco.
8. Vuelve a colar el líquido a través de la tela doble y juntalo en otro frasco.
9. Transfiere inmediatamente el producto final (tintura) a una botella de cristal oscuro para no exponerlo a la luz.

Tópicos simples hechos en casa

Puedes usar aceite de coco para fabricar bálsamo basado en CBD, ya que ayuda a fortalecer los efectos restauradores y terapéuticos del producto final. El aceite de coco también potencia la salud y la belleza, por lo que agregarlo a un ungüento o bálsamo puede ser más beneficial.

Balsamo de CBD

Ingredientes

- 16 onzas de aceite de coco.
- Una cepa de cannabis de alto contenido de CBD *(Puedes adquirirla en Harlequin, ACDA o Cannatonic)*
- 2 onzas o más de cera de abejas (dependiendo de qué tan espeso deseas que sea el bálsamo)

Metodo

1. Derrite el aceite de coco a fuego lento, en una olla de cocción lenta.
2. Agrega una onza de cogollos de cannabis (con alto contenido de CBD) al aceite de coco derretido *(no quites las hojas internas, ya que tienen suficiente CBD)*
3. Deja que la mezcla se caliente por un periodo de entre 12 y 24 hs.
4. Apaga el fuego cuando veas que la mezcla omo color verde (a veces puede ser también color castaño)

5. Cuela la mezcla a través de una gasa de quesero para remover todos los restos de la planta. Escurre la tela, para recuperar hasta la última gota de aceite
6. Reserva el aceite.
7. En una olla, derrite dos onzas de cera de abejas.
8. Agrega el aceite infundido de cannabis lentamente a la cera derretida. Hazlo lentamente para evitar la formación de grumos.
9. Cuando la mezcla esté lista, vierte un poco en un bol para comprobar su consistencia. Si es muy líquida, agrega más cera.
10. Cuando logras la textura deseada, deja reposar y enfriar la mezcla.
11. Transferirla a un frasco o pote con cierre hermético.
12. ¡Tu balsamo de CBD esta listo!

Crema de CBD basada en manteca de karité

Ingredientes

- Aceite de CBD *(Usar aceite de CBD te dará más control sobre el producto final, ya que te permitirá decidir qué tan fuerte será la crema. El porcentaje de CBD figura en el paquete del producto de CBD, por lo que podrás calcular qué tan fuerte quieres que sea el producto final y ajustar la dosis en consecuencia)*
- 2 onzas o más de cera de abejas (dependiendo de la consistencia deseada)
- 2 cucharadas de manteca de karité

Metodo

1. Derrite la manteca de karité a fuego lento, en una olla de cocción lenta.
2. Agrega aceite de CBD a la manteca derretida (la cantidad que prefieras usar).
3. Revuelve y déjalo cocinar por unos minutos más. Luego, apaga el fuego y dejo reposar.
4. En otra olla, derrite dos onzas de cera de abejas.
5. Agrega la preparación de manteca y aceite de CBD lentamente en la olla, con cuidado de que no se formen grumos.
6. Mezcla y toma una muestra de la mezcla para verificar su consistencia.
7. Transfierelo a un frasco con tapa. Tu crema de CBD basada en manteca de karite esta lista.

¿Tienes un dolor de espalda severo? ¿Te lastimaste la rodilla? No te preocupes, frota un poco de bálsamo de CBD (cualquiera de los dos) sobre la zona afectada y enseguida sentirás alivio. Estos bálsamos basados en CBD pueden usarse como medicinas tópicas para aliviar el dolor. Si quieres que tengan consistencia de loción, puedes guardarlos fuera de la heladera; sin embargo, si prefieres que tengas consistencia de bálsamo, refrigéralos para mantener su textura.

Cómo hacer tus productos caseros más interesantes

Puedes agregar aceite de menta para lograr un efecto frío y calmante, si confeccionaste la crema de CBD para alivio del dolor. ¿Por que aceite de menta? El aroma puede estimular tu mente y aliviar el estrés. También relaja los músculos y reduce la inflamación.

Agregar aceite de lavanda al bálsamo de CBD puede mejorar tu piel, ayudarte a dormir y aliviar la ansiedad. Agrega unas gotas de romero o manzanilla para darle fragancia aromática. Aplicar esto sobre tu cuerpo puede darte una sensación relajante.

Para agregar estos aceites, deberías hacerlo al final de la preparación; es decir, agregalos cuando la mezcla final está al fuego ya que esto maximizará la fragancia. Los aceites de aromaterapia pueden darle una fragancia más potente a tu crema o bálsamo de CBD pero agregar aceites sanadores puede aumentar sus propiedades medicinales. Estos aceites aumentan la sensación calmante y suavizante sobre tu piel. Por ejemplo, unas gotas de manzanilla romana ayudan a reducir la picazón y enrojecimiento de la piel en personas con pieles seca o extremadamente secas. Es más, la crema de CBD con manzanilla actúa como loción para toda la piel.

Si quieres preparar un ungüento para tratar heridas, agrega aceite de geranio a la mezcla; este aceite promueve el crecimiento de piel saludable y ayuda a sanar las heridas más rápido. Agregar aceite de sándalo y aceite de junípero a la mezcla ayudarán a humectar tu piel, y tienen propiedades antiinflamatorias que pueden tratar el acné y la urticaria. Agrega estos aceites al final de la preparación, al igual que hicimos con los aceites de aromaterapia.

Locion de mango y CBD

Ingredientes

- 1/8 taza de aceite de CBD
- 1/2 taza de manteca de semillas de mango
- Unas gotas de aceite esencial o aceite de aromaterapia (opcional)

Metodo

1. Derrite el aceite de CBD en una olla mediana a fuego medio.
2. Agrega la manteca de semillas de mango y revuelve; sigue calentando.
3. Déjalo reposar unos minutos; transfiere la mezcla a un frasco de vidrio y refrigéralo.
4. Si deseas que tu loción sea aromática, puedes agregar unas gotas de aceite esencial o aceite de aromaterapia.

La manteca de mango es rica en antioxidantes y vitaminas que ayudan a sanar heridas, reducir arrugas y remover manchas e imperfecciones. Esta crema nutritiva tiene excelentes propiedades, ya que es una fuente de ácido oleico, que potencia tu mente, cuerpo y corazón. Las personas alérgicas a las nueces pueden usar manteca de mango en lugar de manteca de karité.

Puedes almacenarlo fuera de la heladera si deseas consistencia de loción o refrigerar para tener una consistencia más espesa y cremosa.

Loción de manteca de rosa de tres ingredients

La mayoría de las recetas de crema de CBD usan los tallos de la planta de cannabis, pero también se pueden usar las flores *(¡aunque éstas suelen fumarse!)*

Ingredientes

- 1/2 taza de manteca de semillas de mango
- 1 taza de flores secas aromáticas o pimpollos de rosa secos
- 1 gramo de flores de cannabis secas y molidas
- 3 tazas de agua

Metodo

1. Agrega la manteca de semillas de mango un una olla junto con las flores aromáticas secas.
2. Agrega las flores de cannabis pulverizadas a la mezcla y luego incorpora tres tazas de agua.
3. Hierve a fuego lento por dos horas.
4. Luego, usa una gasa de quesería para colar la mezcla.
5. Dejala reposar. Verás como la manteca y el agua se separan.
6. Refrigera hasta que la manteca se solidifique.
7. Una vez hecho esto, separa la manteca endurecida de la superficie, dejando el agua en la parte inferior.
8. Derrite la manteca nuevamente a fuego lento y agrega unas gotas de aceite esencial o de aromaterapia. En este punto,el sabor de las flores aromáticas se intensifica.
9. Cuando se derrite por completo, transfierelo a un contenedor hermético. Puedes usarlo dentro de los 90 días.

Exfoliante cremoso de ducha

Es un producto fácil y simple de hacer. Anteriormente colaste la manteca a través de la gasa para hacer la loción de manteca de rosa de tres ingredientes, ¿verdad? Bueno, no tires el agua que colaste.

Esta agua está llena de material de la planta de cannabis y es excelente para exfoliar la piel. Todo lo que debes hacer es transformarlo en un exfoliante de ducha para lograr una experiencia digna de un spa. Solo agrega una cucharada de azúcar al líquido, y lograras una textura áspera y exfoliante. Pasa esta mezcla a un contenedor a prueba de agua y sellalo. Tu exfoliante cremoso de ducha con flores, azúcar y cannabis ya está listo. ¡Asombroso! ¿Verdad?

Locion con vitamina E

¿Estás buscando agregar más elementos sanadores a tu loción de CBD? ¡Es simple! Añade dos cucharadas de aceite de vitamina E durante el paso final y revuelve la crema; es decir, agrega el aceite en el momento en que agregarías un aceite esencial o de aromaterapia.

Cuando la vitamina E se combina con el CBD, las propiedades benéficas se multiplican ya que provee un efecto humectante y calmante a la piel. Ayuda a aliviar tu piel de muchos de los problemas que la atacan. Es una aceite espeso, por lo que deberías aplicarlo antes de ir a dormir.

Capitulo seis: ¿Que se está cocinando?

El cannabis puede agregarse a diferentes recetas, incluyendo postres y dulces. Si no quieres sentirte bajo el efecto de las drogas, usa aceite de Cannabidiol (con alto contenido de CBD) en tus comidas. Es una forma facil de infundir el aceite en tortas, pies y galletas. El CBD trae aparejados una serie de beneficios, como el control de la depresión, la ansiedad, la inflamación y muchos más, agregarlo a tus comidas te hará bien. No olvides que el aceite de CBD puede producirse a partir de cannabis y cáñamo. Incorporar CBD a tus comidas te dará los nutrientes que tu cuerpo necesita.

Hacer barras de galletas de CBD siempre es algo divertido, ya que puedes combinar los sabores del caramelo, chocolate, coco, nueces saladas y muchos más. Es fácil de hacer y pueden servirse como un postre instantáneo para tu y tus amigos. Los mejores resultados se obtienen usando CBD infundido con aceite de oliva orgánico, aunque también puedes usar manteca de cannabis y obtener una experiencia más elevada.

Barras de Canna-Galletas dw CBD

Porciones: 20 barras

Ingredientes

- 2 cucharadas de aceite de cannabidiol (CBD)
- 1/4 taza de manteca o manteca de almendras
- 14 onzas de leche condensada o leche de coco endulzada
- 1 taza de galletas tipo "Graham" hechas migas
- 1 taza de chips de chocolate oscuro (reservar 1/8 de taza para espolvorear)
- 1 taza de galletas tipo "Graham" en trozos
- 1 taza de nueces picadas
- 1/2 taza de chips de caramelo
- 1 taza de coco en escamas (reservar 1/4 taza para espolvorear)
- Spray de cocina

Metodo

1. Precalentar el horno a 325 °F (160°C).
2. Rocía una placa de horno de 28 x 20 cm aproximadamente con spray de cocina. La capa debe ser fina y pareja, para que las galletas no salgan aceitosas.
3. Derrite la manteca a fuego lento y transfiérela a un bol pequeño.
4. Añade el aceite de CBD a la manteca derretida e intégralos.
5. Agrega las migas de galletas a la preparación y mezcla bien.
6. Transfiere la mezcla a la placa de horno engrasada.

7. Añade los trozos más grandes de galletas sobre la mezcla anterior y presiona firmemente con un tenedor.
8. Agrega la leche endulzada sobre la preparación, en forma pareja, llenando todos los recovecos.
9. Luego, agrega una capa pareja de chips de chocolate y una capa de nueces picadas por encima. Luego, añade los chips de caramelo y finalmente el coco en escamas.
10. Presiona todos los ingredientes con un tenedor.
11. Hornea por 25 minutos.
12. Al retirar del horno, agrega los chips de chocolate y el coco que reservamos previamente en los puntos en que la leche subió de nivel.
13. Hornea 5 minutos más. Déjalo enfriar y córtalo en 20 barras pequeñas (de tamaño de un bocado)
14. ¡A servir y disfrutar!

El CBD usado en las recetas contiene solo CBD y no THC. Si quieres tener una experiencia diferente, puedes usar manteca de cannabis infundida de THC en lugar de aceite de CBD. En el paso 4, en lugar de agregar el aceite, mezcla 5 cucharadas de manteca salada con 3 cucharadas de manteca de cannabis. Luego sigue los pasos anteriores. Recuerda que cada variedad de cannabis tendrá diferentes proporciones de CBD y THC; asegurate de conocer tu producto antes de usarlo.

Boniatos infundidos de cannabis

Porciones: 4

Ingredientes

- 2 boniatos medianos a grandes (también conocidos como batatas o papas dulces)
- 3 cucharadas de aceite de coco infundido de cannabis
- 2 cucharadas de azúcar moreno
- 1/3 de taza de nueces o nueces de pecan, picadas
- 1/4 de taza de jarabe de arce o nectar de agave
- 2 cucharadas de coco rallado
- Spray de cocina

Metodo

1. Precalienta el horno a 350 °F (175 °C)
2. Coloca los boniatos en una olla grande y cúbrelos de agua. Llevalo a punto de hervor y reduce el fuego.
3. Cúbrelo y déjalo hervir a fuego lento por 30 minutos, hasta que los boniatos estén tiernos.
4. Cuela el agua y déjalos enfriar. Una vez fríos, pela los boniatos y córtalos en dados.
5. Enmanteca una placa para horno de 20 x 20 cm y coloca los dados de boniatos en forma pareja sobre la placa.
6. Mezcla el aceite de coco, el coco rallado, el azúcar moreno y el jarabe de arce en una pequeña sartén. Calienta a fuego bajo por 5 minutos, revolviendo frecuentemente hasta que la mezcla sea homogénea.
7. Vierte esta preparación sobre los boniatos previamente acomodados en la placa y luego cúbrelos con nueces picadas.

8. Hornéalo por 7 minutos y transfiere la preparación a un bol o fuente para servir.
9. Sírvelos tibios.

Topping de helados de cannabis

Porciones: 4 a 5

Ingredientes

- 2 cucharadas de aceite de coco infundido de cannabis
- 1 taza de chips de cocina semi amargos *(también puedes usar menta, chocolate con leche, mezcla de especias o chocolate blanco)*

Metodo

1. Usa un hervidor doble para calentar los chips y el aceite de coco en la parte superior.
2. Revuelve frecuentemente para no quemar o cocinar de más el contenido
3. Cuando los chips estén derretidos, retira del fuego
4. Revuelve la mezcla hasta que esté disuelta por completo.
5. Deja enfriar y viertelo sobre una bocha de helado
6. En 30 segundos, el topping estara duro.
7. También puede usarlo sobre yogur congelado.

Muffins de arándano

Porciones: 12

Ingredientes

- 1 taza de arandanos (frescos o congelados)
- 1/4 de taza de aceite de cannabis
- 3/4 de taza de harina común
- 1 banana grande madura, pisada
- 3/4 taza de harina integral de trigo
- 1/4 taza de azúcar moreno
- 2 cucharadas de té de polvo para hornear
- 1/2 taza de azúcar blanca
- 1/2 taza de leche de almendras
- 1/2 cucharada de té de sal
- 2 cucharadas de té de esencia de vainilla

Método

1. Precaliente el horno a aproximadamente 200 °C (400 °F)
2. Enmanteca 12 moldes de muffins
3. En un bol grande, combina las harinas, el polvo para hornear, las azúcares y la sal.
4. Agrega la banana pisada, el aceite de cannabis y la leche a los ingredientes secos que ya están en el bol.
5. Revuelve cuidadosamente hasta que la mezcla se sienta homogénea.
6. Agrega los arándanos a la preparación.
7. Divide la mezcla en 12 partes y llena los moldes de muffin *(solo llena ¾ del molde, ya que crecen al hornearse)*

8. Hornea por 20 minutos, hasta que los muffins estén suaves y esponjosos *(inserta un palillo; si sale limpio, están listos)*
9. Desmolda y deja enfriar
10. ¡A servir y disfrutar!

Bocaditos crocantes de arroz infundido de cannabis

Porciones: 15 a 20 bocaditos

Ingredientes

- 5 tazas de cereal de arroz crocante
- 2 cucharadas de aceite de coco infundido de cannabis
- 1/4 cucharada de té de extracto de almendras con sabor a frambuesa
- 2 cucharadas de manteca no salada infundidade cannabis
- 1 bolsa de malvaviscos miniatura (sabor a fruta)
- Topping de chocolate de cannabis (el que ya habíamos preparado)

Metodo

1. Cubre una placa de galletas con papel pergamino
2. Pon el aceite, extracto y manteca en una sartén. Calienta la sartén a fuego medio hasta que el contenido se derrita de forma homogénea.
3. Agrega los malvaviscos a la mezcla, sin quitar la sartén del fuego (fuego medio)
4. Revuelve a medida que agregas los malvaviscos para evitar que el contenido se queme.
5. Apaga el fuego cuando el contenido esté completamente unido y homogéneo (no lo cocines de más).
6. Añade el cereal a la mezcla caliente en pequeñas porciones, hasta que el cereal esté cubierto en forma homogénea.
7. Extiende la mezcla sobre la placa para galletas y presiona con una cuchara, al espesor deseado.
8. Déjalo enfriar y córtalo porciones (de 15 a 20)

9. Si te encanta el chocolate, puedes espolvorear el chocolate con cannabis sobre la mezcla antes de que se enfríe.

Puedes usar manteca infundida de cannabis o aceite de coco, pero si lo prefieres puedes usar ambos (como se indica en la receta)

Vegetales sofritos

Porciones: 2 to 3

Ingredientes

- 1/2 taza de frijoles verdes (cortados a la mitad)
- 1 cabeza de brócoli picado
- 3/4 taza de zanahoria cortada en juliana
- 1/4 taza de cebolla picada
- 1/2 taza de guisantes en vaina
- 2 cucharadas de té de jengibre picado
- 1/4 taza de aceite de cannabis
- 1/2 diente de ajo picado
- 1 cucharada de almidon de maiz
- 1/2 cucharada de sal
- 1 cucharada de salsa de soja
- 1/2 cucharada de agua

Metodo

1. En un bol grande, mezcla el ajo, 1 cucharada de té de jengibre picado, almidon de maiz y dos cucharadas de aceite de cannabis.
2. Mezcla hasta que el almidón está disuelto en la preparación.
3. Añade el brócoli, la zanahoria y las dos clases de guisantes a la mezcla.
4. Cubre los vegetales con la mezcla de almidón.
5. Calienta dos cucharadas de aceite de cannabis a fuego medio en una sartén grande.
6. Añade los vegetales a la sartén y cocínalos por 2 minutos.
7. Revuelve continuamente para que no se quemen.
8. Agrega la salsa de soja y el agua y vuelve a revolver

9. Añade ahora las cebollas picadas, 1 cucharada de té de jengibre y sal. Mezcla hasta que los ingredientes se integren.
10. Cocina los vegetales por 5 a 7 minutos hasta que estén tiernos, pero crocantes.
11. Transfiere a un bol y sirve tibio.

Ensalada de garbanzos

Porciones: 2 a 4

Ingredientes

- 2 cucharadas de aceite de cannabis
- 2 latas de garbanzos
- 3 cebollines (picados finamente)
- 1/4 taza de pimiento verde picado finamente
- 2 tallos de apio picados
- 1 diente de ajo procesado
- 1/4 taza de pimiento rojo picado finamente
- 2 cucharadas de té de jugo de limón
- 1 1/2 cucharadas de pasta de mostaza amarilla
- Sal y pimienta a gusto

Metodo

1. Vierte los garbanzos en un bol grande.
2. Añade la cebolla, el pimiento verde, el pimiento rojo, el ajo y el apio a los garbanzos.
3. Mézclalos bien.
4. Incorpora el aceite de cannabis, la pasta de mostaza, sal, pimienta y jugo de limón a la mezcla anterior.
5. Mezcla hasta que los ingredientes estén bien integrados.
6. Refrigera antes de servir.

Frituras de ñame o boniato

Porciones: 2

Ingredientes

- 2 boniatos grandes (pelados y cortados en cuñas)
- 1/4 cucharada de té de ajo en polvo
- 3 cucharadas de aceite de cannabis
- 1/2 cucharada de sal
- 1/4 cucharada de te de paprika
- ½ cucharada de té de pimienta negra

Metodo

1. Ubica la rejilla del horno en la tercera posición, empezando de abajo.
2. Precalienta el horno a 220 °C (425 °F)
3. Enmanteca la placa de horno o cúbrela con papel aluminio.
4. Toma un bol grande y ubica las cuñas de boniato en el y cúbrelos de aceite de cannabis.
5. Espolvorea con paprika, sal y pimienta.
6. Añade el ajo en polvo y mueve el contenido del bol suavemente para que los sabores se integren.
7. Extiende las cuñas de boniato uniformemente en la placa, dejando espacio entre ellas.
8. Hornea por 25 minutos hasta que las patatas se vean doradas y tiernas.
9. Mueve levemente las patatas para que se cocinen uniformemente.
10. Transfiere a un bol y cocina por 5 minutos.
11. Sirve tibio.

Chips de kale horneados

Porciones: 2 a 4

Ingredientes

- 1.5 cucharadas de aceite de cannabis
- 1 manojo de kale
- 1 cucharada de té de sal

Metodo

1. Precalienta el horno a 176 °C (350 °F)
2. Recubre una bandeja de horno con papel pergamino
3. Remueve las hojas del tallo del kale con un cuchillo. Corta las hojas en pequeños trozos.
4. Remoja las hojas y sécalas con toallas de papel.
5. Transfiere las hojas secas a un bol y agrega sal.
6. Añade el aceite de cannabis y mezcla el contenido con suavidad.
7. Extiende las hojas en la placa y hornea por 15 minutos, hasta que las hojas se vean amarronadas (sin quemarse).
8. Transfiere a un plato y sírvelas tibias.

Chips de boniato

Porciones: 2

Ingredientes

- 2 cucharadas de aceite de cannabis
- 2 boniatos o patatas dulces
- 1/4 cucharada de té de sal marina

Metodo

1. Precalienta el horno a 120 °C (250 °F)
2. Lava y seca los boniatos (pelarlos es opcional)
3. Rebana las patatas usando una mandolina o un cuchillo afilado *(si usas un cuchillo, trata de sacar las rebanadas tan finas como puedas.)*
4. Ubica las rebanadas de boniato en un bol y añade el aceite de cannabis, moviéndolas ligeramente para que todas se cubran de aceite.
5. Añade sal.
6. Coloca las patatas uniformemente en una placa enmantecada.
7. Hornea por dos horas dando vuelta los chips hacia la mitad del tiempo de cocción, para cocinar bien de ambos lados
8. Cuando los chips estén dorados y crujientes, retiralos del horno. Deja reposar por 10 minutos.
9. Transfiere a un bol y sirvelos.

Té de marihuana

Porciones: 1

Ingredientes

- 1 cucharada de té de manteca de cannabis
- 1 bolsa de te (cualquiera de tu elección: te negro, te verde, etc.)
- 2 cucharadas de leche de almendras (o cualquier otra leche) - opcional

Metodo

1. Coloca una bolsa de té en una taza.
2. Añade una cucharada de té de manteca de cannabis.
3. Agrega agua hirviendo a la taza.
4. Deja que la manteca se disuelva por completo.
5. Remueve la bolsa de té y agrega leche si lo deseas.
6. Revuelve y sirve.

Capítulo siete: El futuro

¿Qué es lo primero que viene a tu mente cuando piensas en medicina? En mi caso, imagino un médico que pasa diez minutos haciéndome preguntas acerca de mi salud, verifica mis signos vitales y luego escribe una receta para un medicamento de venta libre que puede o no ayudarme (¡Sin mencionar los efectos secundarios que podría tener!) En ocasiones los efectos secundarios de un medicamento pueden ser peores que el problema que se supone que debía tratar, y no es broma. Yo tuve una experiencia de ese tipo. Fui a un medico porque tenia fiebre y termine sufriendo de una alergia severa (con rash, urticaria y picazón) por casi un año. ¿Cómo sucedió esto? Según se me informo, la composición de la medicina que se inyectó en mi cuerpo no era la correcta, por lo que contamino mi sangre y generó la reacción que causó mi alergia.

Afortunadamente, la aceptación legal y social de usar marihuana con fines medicinales ha dado a la gente la confianza de que esta puede ser una opción de tratamiento válida para enfermedades severas. El CBD extraído de cáñamo y el extraído de la marihuana medicinal están demostrando tener un enorme potencial para el tratamiento de enfermedades que o eran consideradas terminales o solo se trataba con drogas con efectos secundarios severos.

La marihuana, que se ha usado con fines medicinales por miles de años, fue prohibida luego de que se declarara la guerra a las drogas. Por suerte, más investigaciones científicas se están realizando para verificar los usos medicinales del cannabis, mientras el gobierno legaliza su uso gradualmente. No puede negarse que la marihuana medicinal, que ha estado en uso por más de 3000 años, tiene grandes beneficios terapéuticos.

La inversion del futuro

La marihuana medicinal es el nuevo negocio médico y se considera una de las inversiones a futuro más robustas. El mercado de inversiones para la marihuana medicinal se ha fortalecido y continúa creciendo en toda la nación.

La gente está tomando conciencia de los beneficios médicos de la hierba, lo lo que la convierte en un negocio en crecimiento. Comparado a los años anteriores, el crecimiento reciente ha sido extraordinario, y se ha convertido en una inversión atractiva. Cuando miramos a la industria médica, sorprende darse cuenta que la inversión de negocios allí es mayor que el negocio del maíz y el trigo juntos.

Hoy en día, el mundo comercial de la agricultura está considerando a la marihuana medicinal y el cáñamo como un cultivo de alto potencial económico, que puede ser el punto de partida para el surgimiento de muchas nuevas categorías para los inversores, incluyendo:

- Equipamiento

- Consultoria

- Productos de consumo

- Entretenimiento

- Turismo (visitas a fábricas y granjas de cultivo)

- Medios de comunicación

- Software

- Ventas

- Acciones

- Nutrientes y su cultivo

- Productores

No es sorprendente que se haya convertido en una puerta política hacia el futuro para la nueva generacion de politicos. Hoy en día, cerca del 70% de la población del país cree que la marihuana debería ser legal cuando se usa con fines medicinales. A medida que surgen más políticos que votan a favor de la marihuana medicinal, surgen también inversores que la ven como un cultivo comercial, próximo a convertirse en una de las inversiones más fuerte a nivel mundial. Las firmas que lideran la investigación y la inversión en este rubro estiman que el negocio de la hierba crecerá hasta generar aproximadamente 2.5 mil millones de rédito este año, que podrían convertirse en 10 mil millones de dólares en los próximos 4 a 5 años.

Esto beneficiará no solo a los vendedores y productores de marihuana medicinal, sino a otros negocios también, cómo las compañías que venden equipamiento agrario, las aseguradoras, empleados y abogados, entre otros. Esto se verá reflejado en inversiones y opciones sobre acciones que atraerán a nuevos inversores. Si eres un pequeño o mediano inversor, puedes invertir en varias acciones de pequeño capital que generen utilidades a partir de la legalización de la marihuana medicinal

La inversión de calidad está relacionada con contar con el favor político que ayude al negocio a realizar su máximo potencial, y el mundo de la marihuana medicinal hará esto por sus inversores, especialmente aquellos que busquen un futuro rentable.

Legalización y futur

En enero de 2017 se llevó a cabo una audiencia de confirmación en el Comité Judicial del Senado que trató sobre la nominación de Jefferson Sessions III para convertirse en el siguiente fiscal general de la nación. Muchas personas dentro de la industria de la marihuana se preguntaron si este nuevo nombramiento podría tener impacto sobre la relación entre el estado y las leyes federales acerca de la marihuana. Aunque este es un punto de máxima importancia para los productores y consumidores de marihuana, es igualmente esencial que los mismos puntos aplican a los productos colaterales de la marihuana, como el aceite de CBD, aceite de cáñamo, etc.

¿Qué dice la ley federal actualmente? Las partes de la planta de cannabis que son fuente de THC, hojas, resina y cogollos, poseen la propiedad psicoactiva que puede causar alucinaciones o sensación de estar drogado en un consumidor. Sin embargo, el resto de los componentes de la planta, semillas esterilizadas y tallos, tienen muy poco o nulo contenido de THC comparado con las otras partes. Según la DEA (Administración para el control de droga de los Estados Unidos) cualquier producto (aceites, jabones, lociones, etc) que se produzcan a partir de las semillas esterilizadas de cannabis son legales.

La mayor parte del componente THC del cannabis se concentra en toda la planta incluido el cáñamo (ligeras trazas). La existencia de THC en el cáñamo lo convierte en una sustancia controlada clase I, al igual que la marihuana. La ley federal prohíbe la posesión y consumo de cualquier sustancia controlada clase I. Es más, la FDA (Administración de Drogas y Alimentos) no ha aprobado el consumo de la planta cannabis (tanto la marihuana medicinal como el cáñamo) con fines medicinales.

En el año 2016, la FDA se volvió muy estricta al emitir varias cartas de advertencia a firmas que comercializan nuevas drogas con contenido de Cannabidiol (CBD) sin aprobación de la FDA. Puedes tener acceso a todas las cartas de advertencia (2015, 2016, 2017) en su sitio web:

http://www.fda.gov/NewsEvents/PublicHealthFocus/ucm4 84109.htm

Con esto en mente, puede verse que el futuro de los productos basados en aceite de CBD, al igual que los basados en marihuana, no es claro. Pero no se puede especular acerca del futuro de la marihuana medicinal solo con esos análisis de mercado, ya que los testimonios acerca de sus propiedades curativas no son nuevos. La marihuana medicinal se ha convertido en una tendencia y la completa legalización federal solucionara estos problemas para siempre.

Conclusión

El principal objetivo de este libro es brindar una descripción detallada del CBD, el aceite de cáñamo y la marihuana medicinal.

Este libro busca servir como una breve guía acerca de la planta de cannabis y su futuro en la industria médica. Algunos capítulos incluyen recetas para preparar productos caseros y recetas de cocina usando CBD.

Espero sinceramente que este libro haya sido útil y haya podido responder las preguntas que tuvieras en mente.

Si disfrutaste este libro, considera dejar una reseña positiva en Amazon.

Lectura recomendada

Auras: Aprende a leer y limpiar auras

https://amzn.to/2X1ol8p

Auras, Clairvoyance & Psychic Development: Energy Fields and Reading People

https://amzn.to/2SxjJr9

EL TERCER OJ: PODER MENTAL, INTUICIÓN Y CONCIENCIA PSÍQUICA

https://amzn.to/2E8liXv

Third Eye: Third Eye, Mind Power, Intuition & Psychic Awareness: Spiritual Enlightenment

https://amzn.to/2qre9tX

Productos recomendados

Productos de cáñamo

http://bit.ly/HempBoss

Cannabidiol Life – muestras gratis disponibles

http://bit.ly/CBDBoss

Fuentes

https://www.drugabuse.gov/publications/research-reports/marijuana/what-marijuana

https://www.quora.com/What-is-the-difference-between-marijuana-and-medical-marijuana

https://www.leafly.com/news/cannabis-101/difference-between-medical-recreational-cannabis

https://www.medicalnewstoday.com/articles/246392.php

https://www.cbdweb.org/medical-cannabis-guide/hemp-vs-marijuana-vs-cannabis

https://medium.com/@kononaturals/cannabidiol-oil-versus-medical-marijuana-whats-the-difference-b75fa179647e

https://www.therecoveryvillage.com/cbd-addiction/#gref

https://www.drugabuse.gov/publications/drugfacts/marijuana-medicine

https://www.webmd.com/a-to-z-guides/medical-marijuana-faq

https://medium.com/cbd-origin/is-cbd-legal-legal-status-of-cbd-2018-d1b4a0ed42df

https://canabidol.com/is-cbd-legal/

https://www.mirror.co.uk/news/uk-news/what-cannabis-oil-buy-legally-12026239

https://www.nbcnews.com/better/pop-culture/10-healthy-recipes-your-memorial-day-barbecue-ncna763546

https://www.cannainsider.com/reviews/where-buy-cbd-oil/

https://news.medicalmarijuanainc.com/hemps-current-legal-status-u-s/

https://www.greenwellnesslife.com/growing-hemp-usa/

https://www.marijuanabreak.com/where-does-the-u-s-get-its-hemp-from

https://www.hertshemp.com/is-cbd-legal

https://www.gov.uk/hemp-growing-licence

https://potluckexpo.com/usa-hemp-laws/

https://healthyhempoil.com/hemp-oil-uk/

https://medicalmarijuana.procon.org/view.resource.php?resourceID=000881

http://www.ncsl.org/research/health/state-medical-marijuana-laws.aspx

https://healthcare.findlaw.com/patient-rights/medical-marijuana-laws-by-state.html

https://www.businessinsider.in/Heres-where-you-can-legally-smoke-weed-in-2018/Alaska/slideshow/62318303.cms

https://www.release.org.uk/law/uks-law-medical-cannabis

https://medicalmarijuana.co.uk/

https://functionalremedies.com/blogs/news/advantages-of-cbd-hemp-oil-over-medical-marijuana

https://www.webmd.com/a-to-z-guides/medical-marijuana-faq

https://www.drugabuse.gov/publications/drugfacts/marijuana-medicine

https://www.medicalnewstoday.com/articles/246392.php

https://inhalemd.com/massachusetts-medical-cannabis-guide/what-are-the-health-benefits-of-medical-marijuana/

https://articles.mercola.com/sites/articles/archive/2015/10/27/hemp-health-benefits.aspx

https://www.medicalnewstoday.com/articles/317221.php

https://www.petmd.com/dog/general-health/can-dogs-benefit-medical-cannabis

https://www.romper.com/p/is-medical-marijuana-safe-for-kids-experts-parents-weigh-in-18956

https://zenpype.com/cannabis-and-kids-is-medical-cannabis-safe-for-children/

https://dee-o-gee.com/is-hemp-cbd-oil-safe-for-my-pet-8-things-hemp-cbd-oil-can-do-for-your-dog-o/

http://www.sarahkayhoffman.com/2016/06/07/is-hemp-safe-for-kids/

https://elixinol.com/blog/children-and-hemp-oil/

https://www.royalqueenseeds.com/blog-is-cbd-safe-for-children-n826

https://prohbtd.com/cbd-as-medicine-adults-children-and-pets

https://www.cuteness.com/13429574/is-medical-marijuana-safe-for-pets

https://herb.co/marijuana/news/correct-cbd-dosage/

https://cbdoilreview.org/cbd-cannabidiol/cbd-dosage/

https://farma.health/right-hemp-oil-dosage-facts-need-know/

https://www.cannimed.ca/pages/dosing-and-delivery

https://herb.co/marijuana/news/dose-medical-cannabis/

https://zenpype.com/cannabis-and-kids-is-medical-cannabis-safe-for-children/

https://www.leafly.com/news/strains-products/high-cbd-products-for-medical-marijuana-patients-no-access-no-pro

https://hightimes.com/products/best-cbd-products/4/

https://medpot.net/cbd-oil/how-to-make/

https://www.thealternativedaily.com/this-homemade-coconut-oil-cbd-recipe-will-get-rid-of-pain-instantly/

https://redstormscientific.com/make-hemp-oil-at-home-diy-guide/

https://weedseedshop.com/en/blog/7-ways-make-cbd-cream-home/

https://www.popsugar.com/fitness/CBD-Cookie-Bars-Recipe-44481657

https://www.medicaljane.com/2014/05/06/cannabis-kitchen-coo-coo-for-coconut-oil/#types-of-coconut-oil

https://www.medicaljane.com/2014/12/01/how-to-makevegan-gluten-free-cannabis-infused-sweet-potatoes/

https://www.medicaljane.com/2016/10/12/recipe-canna-shell-ice-cream-topping/

https://medicalmarijuana.ca/portfolio_page/blueberry-breakfast-muffins/?cate=port

https://www.medicaljane.com/2016/10/11/marijuana-infused-rice-crispy-treats-recipe/

https://medicalmarijuana.ca/portfolio_page/stir-fry/?cate=port

https://medicalmarijuana.ca/portfolio_page/chickpea-salad/?cate=port

https://medicalmarijuana.ca/portfolio_page/tincture/?cate=port

https://medicalmarijuana.ca/portfolio_page/yam-fries/?cate=port

https://medicalmarijuana.ca/portfolio_page/baked-kale-chips-2/?cate=port

https://medicalmarijuana.ca/portfolio_page/sweet-potato-chips/?cate=port

https://medicalmarijuana.ca/portfolio_page/marijuana-tea/?cate=port

http://maximumlifestyles.com/is-hemp-extracted-cbd-the-future-of-medicine/

http://www.bbc.com/future/story/20180606-debunking-weed-could-cannabis-be-a-silver-bullet

https://cannabistraininginstitute.com/medical-marijuanathe-new-investment-of-the-future/

http://www.gray-robinson.com/1008/article/post/1401/the-future-cannabidiol-oil-hemp-other-cannabis-related-products

https://www.endoca.com/blog/future-of-medical-cannabis/

https://cannabissupplementsforpets.com/benefits-of-cbd-for-dogs/

https://www.bestproducts.com/parenting/kids/a1971/safety-of-cbd-oil-for-kids/

https://www.biocbdplus.com/cbd-for-kids

https://www.healthline.com/health/medical-marijuana#side-effects

www.ingramcontent.com/pod-product-compliance
Lightning Source LLC
Chambersburg PA
CBHW051351280526
45784CB00007B/2905